U0188174

左心耳封堵术
病例集

主　编　周达新

上海科学技术出版社

图书在版编目（CIP）数据

左心耳封堵术病例集 / 周达新主编. -- 上海 ：上
海科学技术出版社，2023.1
ISBN 978-7-5478-5899-8

Ⅰ．①左… Ⅱ．①周… Ⅲ．①心房纤颤－心脏外科手
术－病案 Ⅳ．①R541.7

中国版本图书馆CIP数据核字(2022)第179720号

左心耳封堵术病例集

主编　周达新

上海世纪出版(集团)有限公司
上海科学技术出版社　出版、发行
（上海市闵行区号景路159弄A座9F-10F）
邮政编码201101　www.sstp.cn
苏州美柯乐制版印务有限责任公司印刷
开本 787×1092　1/16　印张 14.75
字数 280千字
2023年1月第1版　2023年1月第1次印刷
ISBN 978-7-5478-5899-8 / R·2623
定价：188.00元

本书如有缺页、错装或坏损等严重质量问题，请向印刷厂联系调换

内容提要

本书汇集了2022年全国左心耳封堵术病例比赛中的获奖病例，在简要介绍病史资料的基础上，全面展现了从术前检查、诊断和评估，到治疗方案制订、封堵策略分析，再到手术过程和术后随访的完整流程，并通过专家点评，从更高的视角分析不同病例手术的难点和要点，以帮助广大读者研究病例背后的优化策略。

本书图文并重、语言简练，以30个精彩病例，重点展示了左心耳封堵术的手术步骤及手术操作过程中的技巧与难点，可供开展左心耳封堵术的临床医师学习和参考。

编者名单

主编
周达新

副主编
（按姓氏拼音排序）

陈明龙　丁风华　秦永文　张俊峰　张晓春

编委会
（按姓氏拼音排序）

蔡　衡　　天津医科大学总医院

曾维理　　株洲市人民医院

常　栋　　厦门大学附属心血管病医院

陈　淼　　首都医科大学附属北京友谊医院

陈明龙　　江苏省人民医院

储慧民　　宁波市第一医院

丁风华　　上海交通大学医学院附属瑞金医院

何柳平　　柳州市工人医院

江隆福　　中国科学院大学宁波华美医院

姜小飞　　珠海市人民医院

李海鹰　　香港大学深圳医院

李吉林　　汕头大学医学院第二附属医院

李京波　　上海交通大学医学院附属第六人民医院

李小明　　山西省心血管病医院

李耀东　新疆医科大学第一附属医院
刘宗军　上海中医药大学附属普陀区中心医院
潘宏伟　湖南省人民医院
秦永文　海军军医大学第一附属医院
王元章　楚雄州人民医院
谢启应　中南大学湘雅医院
谢瑞芹　河北医科大学第二医院
闫素华　山东第一医科大学第一附属医院
尹　琼　天门市第一人民医院
张家友　海军军医大学第二附属医院
张俊峰　上海交通大学医学院附属第九人民医院
张晓春　复旦大学附属中山医院
钟　炜　梅州市人民医院
周贤惠　新疆医科大学第一附属医院
邹　操　苏州大学附属第一医院

编写者
（按姓氏拼音排序）

杜先锋　郭衍楷　胡永平　胡　遵　黄松群　金　贤　李海瑞
李洪仕　李友钱　林伟昭　凌　娟　刘海雷　马　英　汤晔华
王　晔　吴　昊　夏旭辉　徐明珠　杨　伟　杨　徐　袁　圆
张　蕾　张亚楠　张宗榮　赵伊遐　周法光　朱劲舟

序　言

初心永驻，砥砺前行

随着人口老龄化及城镇化进程加速，近年来中国心血管病的发病人数持续增加，已成为城乡居民死亡的首要原因，全面开展心血管病防治刻不容缓。据统计，中国每5位死亡者中至少有1人死于脑卒中。而心房颤动（简称房颤）作为中老年人常见的一种心律失常，也是导致脑卒中发生的重要原因之一。有数据显示，房颤患者的脑卒中风险是普通人的5倍，与其他原因导致的脑卒中相比，房颤导致的脑卒中具有致残率高、致死率高、易复发等特点，医学上称房颤为"沉默的健康杀手"。

预防心源性脑卒中，防患于未然，为社会和家庭规避风险、减轻负担，让更多的人了解心源性卒中及其预防手段，最重要的是要从既往只使用抗凝药物预防卒中的传统思维模式中转变出来。作为一项领先的创新技术，左心耳封堵术在医生和患者中的知晓度亟需进一步提升。

作为房颤患者卒中预防的一种新技术，自2002年全球第一例左心耳WATCHMAN封堵器人体植入以来，左心耳封堵术已经历整20年，其长期疗效和安全性得到研究数据证实和专家广泛认可。近年来各类封堵器研发不断创新，PINNACLE FLX研究数据及SURPASS研究的1.6万例真实世界数据，再次提示WATCHMAN FLX在安全性、密封性、操控性上，将左心耳封堵器的临床效果提高到了更高级别。2022年第十六届东方心脏病学会议将全球最新一代封堵器WATCHMAN FLX正式引入中国，相信将为中国临床医生带来更安全的左心耳封堵手术，为中国患者带来更大的临床获益。

任何一项新技术的开展和推动，离不开对术者的规范化培训，以及同行间手术技术的讨论和交流，正是本着以赛代练、以赛促交流的初衷，左心耳封堵术病例大赛应运而生，并已于每年东方心脏病会议期间成功举办了6届，每年的病例大赛既是青年术者展示风采的舞台，同时也是切磋提升技术的契机。我们很高兴看到左心耳封堵术通过多年来持之以恒的各类术者培训项目推进，已成为一项重要的临床技术，得以更为安全有效地开展。同时，越来越多的术者加入到左心耳封堵术的践行者行列、预防心源性卒中的守护者行列，一起为实现"健康中国2030"的目标砥砺前行。

葛均波

复旦大学附属中山医院教授、主任医师

中国科学院院士

2022年9月

前　言

百舸争流千帆竞，乘风破浪正当时

根据2022年4月《柳叶刀》子刊发布的文章，一项中国房颤患者全国横断流行病学研究发现，年龄标准化后的房颤总体患病率为1.6%～1.7%，即中国有2 000万例以上的房颤患者。房颤会引起卒中、动脉栓塞性疾病，因此，中国房颤患者的管理任重而道远。

*EuroIntervention*真实世界大样本研究提示：房颤、房扑患者，尤其是做过肺静脉隔离的患者，其心源性血栓100%来自左心耳。左心耳封堵术（LAAC）通过封堵左心耳预防左心耳内血栓引起的血管栓塞，从而避免卒中的发生。2019年欧洲心脏病学会（ESC）大会上公布的首个小样本随机化PRAGU-17研究3年随访结果揭晓：左心耳封堵术对比新型口服抗凝药（NOAC），在心血管死亡、卒中或短暂性脑缺血发作（transient ischemic attack，TIA）事件发生率方面具有非劣性，在非临床相关出血性事件方面，LAAC组的发生率不仅低于NOAC组，且具有统计学差异（3.4% vs 5.9%，HR=0.55，*P*=0.038）。再一次展示出了LAAC这项技术能带给房颤患者的关键优势，提示LAAC可作为非瓣膜性房颤患者长期服用抗凝药物的非药物替代方案。

从2019年美国心脏病学会（ACC）房颤指南、欧洲经皮心血管介入学会（EAPCI）专家共识、ESC指南等来看，左心耳封堵术得到了国内外指南和临床的认可。2014年至2021年，相关指南中的推荐等级发生了较大改变。中华医学会心电生理和起搏分会、中国医师协会心律学专业委员会和中国房颤中心联盟心房颤动防治专家工作委员会发布的《心房颤动：目前的认识和治疗建议（2021）》中，提出了首个针对左心耳封堵术的Ⅰ类推荐：对于左心耳电隔离之后的房颤患者，可行左心耳封堵术预防血栓栓塞事件。同时也将常规左心耳封堵术适应证的证据级别从 B 级提升到了 A 级。中国医师协会心血管内科医师分会结构性心脏病专业委员会制订并于 2022 年发布了《简化式左心耳封堵术临床路径中国专家共识（2022）》，该共识凝结了国内诸多学者的丰富经验，是我国第一版简化式左心耳封堵术的专家共识，旨在优化术式，造福患者。

左心耳封堵术于 2013 年登陆中国，以波士顿科学为引领者，通过建立完整健全的培训、带教体系，培养了国内第一代左心耳封堵术者。随着国产器械并驱争先，近年来左心耳封堵术在中国高速发展。左心耳封堵术走过的 8 年风雨岁月里，从一开始被质疑，到逐渐得到信任，如今又走到了新的十字路口——如何更为规范化、同质化地推广与下沉疗法，并进一步提高手术安全性，为房颤患者带来更大临床获益。基于此，左心耳封堵术病例大赛应运而生，并已走过 6 个年头，每一届比赛都汇聚了全国青年术者，探讨左心耳封堵策略和技巧，旨在提高术者专业与技能水平。

本书汇集了 2022 年全国左心耳封堵术病例大赛中的优秀案例，全真展现了从术前检查，到策略制订、手术过程及术后随访的完整流程，并通过专家点评，不仅还原比赛的精彩过程，更是抛砖引玉，为广大读者研读病例背后的策略优化提供思路。

百舸争流千帆竞，乘风破浪正当时。期待广大青年术者能从本书中汲取经验与真知，并投入房颤综合管理与卒中预防的事业中，造福更多患者。

周达新

2022 年 9 月

目 录

病例1

"微操不惧，熟稔于心"：裤衩型早分叶左心耳 WATCHMAN 封堵

复旦大学附属中山医院　周达新　张　蕾

病例资料摘要

病史

患者男性，68岁。因反复胸闷、心悸加重入院。1年前体检，心电图显示心房颤动（简称房颤），未予重视。后于外院检查心电图示心房颤动。心脏彩超示先天性心脏病，房间隔缺损（继发孔型、左向右分流）；心房增大；主动脉瓣反流（轻度）；二尖瓣关闭不全（轻度）；三尖瓣关闭不全（轻度）；左心功能异常；左心室收缩功能异常。动态心电图示房颤心率，可见Ⅱ度房室传导阻滞，平均心率72次/分，总心搏数102 761次。既往有高血压病史10余年，血压控制欠佳，最高为160/100 mmHg；30年前曾行阑尾切除术；冠状动脉粥样硬化。吸烟约40年，每天吸烟1包。饮酒，啤酒每天500 mL。否认家族遗传，家人体健。

体格检查

体温37.3℃，心率92次/分，血压142/89 mmHg。

实验室检查

（1）血常规：Hb 96 g/L，WBC 8.1×10^9/L，PLT 165×10^9/L。

（2）生化检查：Cr 79 μmol/L，K 3.95 mmol/L。

（3）cTNT 0.048 μg/L。

（4）pro-BNP 25 804 pg/mL。

诊断与评估

诊断

心房颤动，高血压。

术前评估

1. 手术风险评估　使用卒中风险评分（CHA_2DS_2-VASc评分）量表（表1-1）和出血风险评分（HAS-BLED评分）量表（表1-2）进行术前评估。

表 1-1 卒中风险评分

CHA₂DS₂-VASc	评分
慢性心力衰竭/左心室功能不全（C）	0
高血压（H）	1
年龄≥75岁（A）	0
糖尿病（D）	0
卒中/TIA/血栓栓塞病史（S）	0
血管性疾病（V）	1
年龄65～74岁（A）	1
女性（Sc）	0
合计	3

表 1-2 出血风险评分

HAS-BLED	评分
高血压（H）	1
肝、肾功能不全（A）	0
卒中（S）	0
出血（B）	0
异常INR值（L）	0
年龄>65岁（E）	1
药物或饮酒（D）	1
合计	3

2. 术前影像检查

（1）经食管超声心动图检查（transesophageal echocardiography, TEE）：患者左心房自发显影，未见左心房内血栓；左心耳呈敞口早分叶型，大角度显示内部梳状肌十分发达，且至少有两叶；左心耳开口为类水滴形，上缘稍长，下缘较短，且与左心房壁几近重合（图1-1，图1-2，表1-3）。

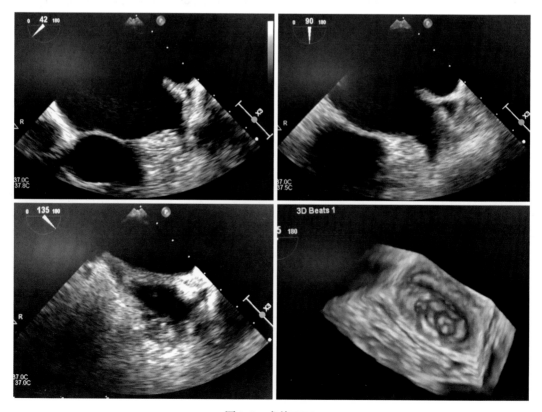

图 1-1 术前 TEE

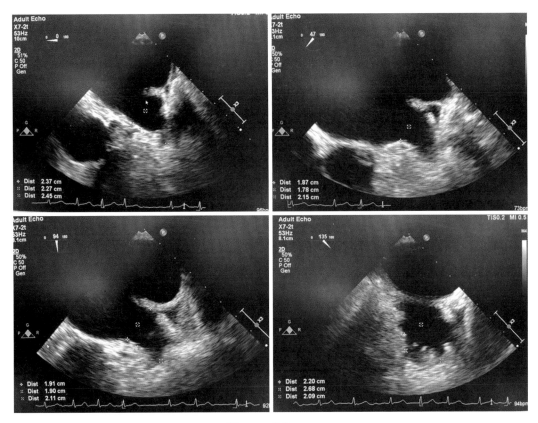

图 1-2 术前 TEE

表 1-3 TEE 下左心耳测量数据

角 度	开口（mm）	深度（mm）
0°	23.7	24.5
45°	18.7	21.5
90°	19.1	21.1
135°	22.0	20.9

（2）经胸超声心动图（transthoracic echocardiography, TTE）：左、右心房增大；左、右心室大小正常；主动脉瓣反流（轻度）；二尖瓣关闭不全（轻度）；三尖瓣关闭不全（轻度）；房间隔缺损，约 5 mm，左向右分流；LA 52 mm；LVDd 44 mm；EF 64%；LAAEF 20%。

治疗方案

该患者卒中风险 3 分（表 1-1），出血风险 3 分（表 1-2），符合左心耳封堵术适应证，加之患者左心房不大、年纪较轻，考虑患者的远期获益，建议行"房颤射频消融＋经皮左心耳封堵术（left atrial appendage closure, LAAC）"一站式手术，待患者随访再无房颤复发时，酌情考虑行房间隔封堵术；麻醉方式选用局麻，备静脉麻醉；手术方式选用优化式（简化式，备术中床旁食管心脏超声）。

手术过程

术中左心耳造影

造影显示双分叶左心耳，口部较大、敞口，深度有限，考虑用盘式封堵器进行试封堵（图1-3）。

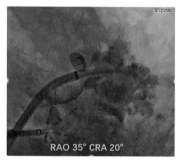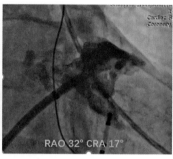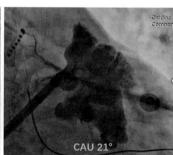

图1-3 术中左心耳造影

正常肝位工作位造影显示左心耳远端及共干分叶显示不清，故加大右前斜约至RAO 40°，同时猪尾型血管造影导管送入上叶远端造影，获得较清晰的左心耳结构（图1-4）。

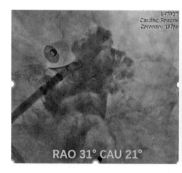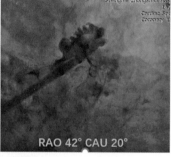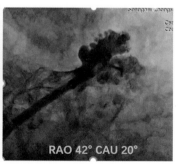

图1-4 术中多体位造影

清晰造影后发现，该患者呈裤衩型早分叶左心耳，主要分上、下两叶，上叶空间较大，下叶梳状肌较多（图1-5）；开口22 mm，共干深度约8 mm，对于盘式封堵器共干区稍浅，容易导致外盘贴合效果欠佳形成设备周围泄漏（简称"周漏"）；最终决定采用WATCHMAN进行封堵。

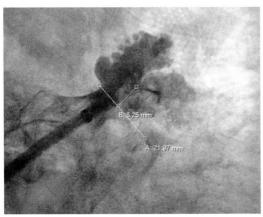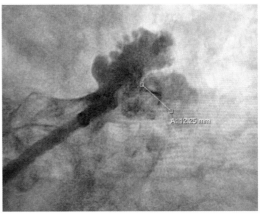

图 1-5　上叶远端造影及测量

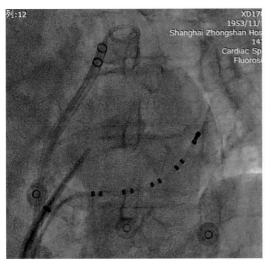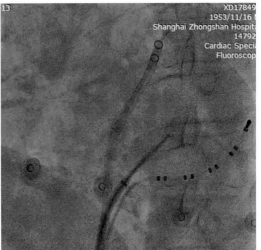

图 1-6　重新穿刺房间隔

封堵策略分析

消融既留的穿刺位点为房间隔缺损孔洞，位置偏高，故重新往下穿刺房间隔获得更好的轴向（图 1-6）。

测量显示左心耳开口 22.5 mm，深度 20 mm；根据测量结果选择 27 mm WATCHMAN 封堵器（图 1-7）。鞘管走上叶，在确保安全的情况下，尽量深放；封堵器即将展开时顶住钢缆加大逆时针力展开，确保封堵器不被弹出左心耳。

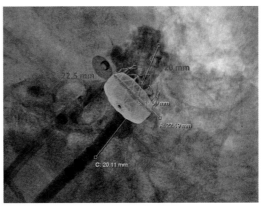

图 1-7　封堵策略分析

封堵器第一次展开

鞘管走向与左心耳同轴，走上叶；封堵器体外预借 1.5 mm 深度，缓慢展开，待封堵器即将展开时，顶住钢缆，鞘管稍带逆时针力展开，确保封堵器不被弹出左心耳（图 1-8）。

封堵器展开后造影显示封堵器压缩较大且大部分在上叶展开（图 1-9）。

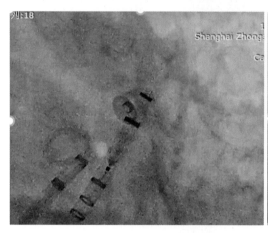 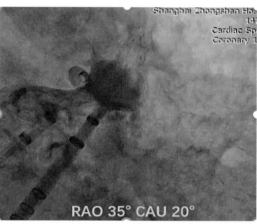

图 1-8　封堵器缓慢展开　　　　　　　　　图 1-9　封堵器展开后造影

1. 第一次展开后第一次微回收调整　微回收向外调整（图 1-10），调整后封堵器略向口部平移，封堵器展开更加自然，造影显示下缘贴合效果欠佳仍存在较大残余分流（图 1-11）。

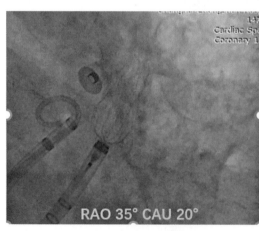 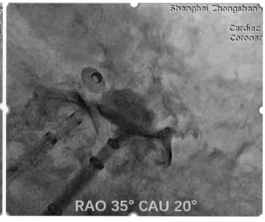

图 1-10　封堵器微回收　　　　　　　　　图 1-11　残余分流

2. 第一次展开后第二次微回收调整　再行微回收调整，考虑上缘梳状肌发达，封堵器倒钩钩住左心耳远端分叶嵴部梳状肌，未能达到理想效果，下缘仍有少量残余分流（图 1-12）。

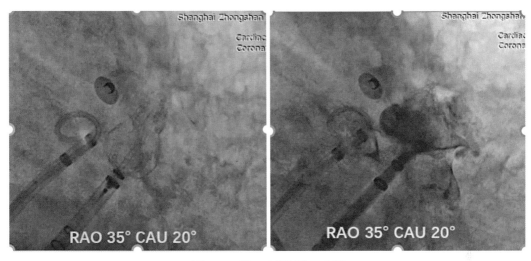

图 1-12　第二次微回收及造影

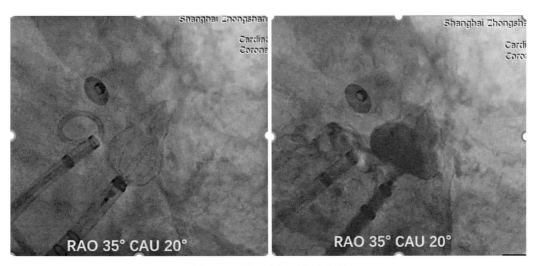

图 1-13　第三次微回收及造影

3. 第一次展开后第三次微回收调整　第三次微回收向外调整（延长微回收过程的持续时间，以期松弛封堵器远端倒刺），仍未能将封堵器调整至理想位置（图 1-13）。

4. 第一次展开后半回收操作　多次微回收调整未果，尝试半回收调整（图 1-14）。

多角度下造影显示，半回收调整效果有限，下缘仍存在较大残余分流（图 1-15）。

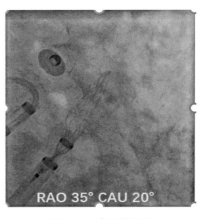

图 1-14　半回收调整

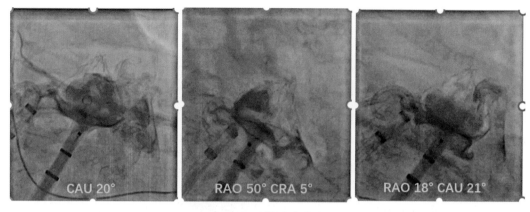

图 1-15 下缘残余分流

封堵策略调整

调整的困难主要是因为封堵器完全卡在上叶，回收时倒钩无法解脱，导致无法将封堵器调整到理想位置；多体位造影尝试走其他叶，发现深度均十分有限（图 1-16）。

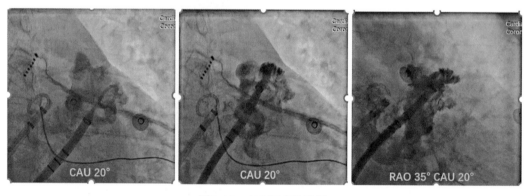

图 1-16 左心耳多叶造影

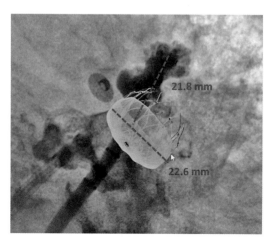

图 1-17 术中封堵策略分析

整体封堵策略不变，但是更换大一号（30 mm）的封堵器；先深放保证封堵器稳定锚定，然后逐步向外回收微调，力求封堵器能够尽量贴合左心耳下缘确保封堵完全（图 1-17）。

第二次展开封堵器

封堵器体外预借 1 mm，仍然顺左心耳轴向走上叶，缓慢展开，待封堵器即将完全展开时，稍顶住钢缆（图 1-18）。

展开后造影显示封堵器压缩较大，下缘仍有少量残余分流（图 1-19）。

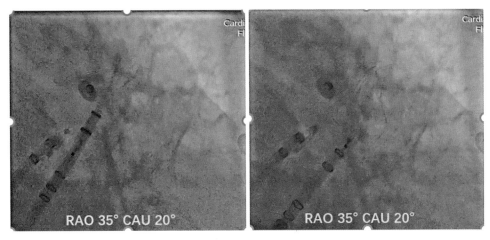

图1-18　第二次封堵器缓慢展开

微回收调整（图1-20）。

调整效果显著，封堵器展开自然，残余分流明显减少，下缘更加贴合（图1-21）。

PASS原则评估

为进一步验证封堵效果，为患者进行镇静麻醉下TEE。评估位置（position, P），锚定（anchor, A），封堵（seal, S）和尺寸（size, S）。封堵器位置合适，基本与左心耳平口，下缘无明显露肩，且多角度显示无明显残余分流（图1-22）。

测量压缩比为15.6% ～ 20%，平均压缩比为18.3%（图1-23）。

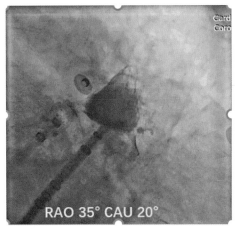

图1-19　第二次封堵器展开后造影

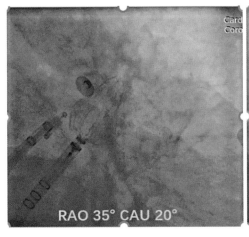

图1-20　最后一次封堵器微回收

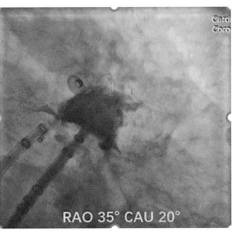

图1-21　封堵完全

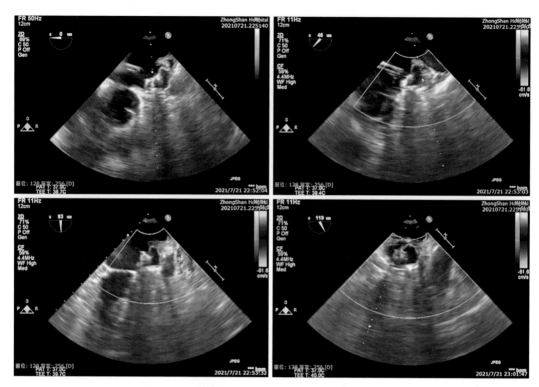

图1-22　TEE下评估封堵效果

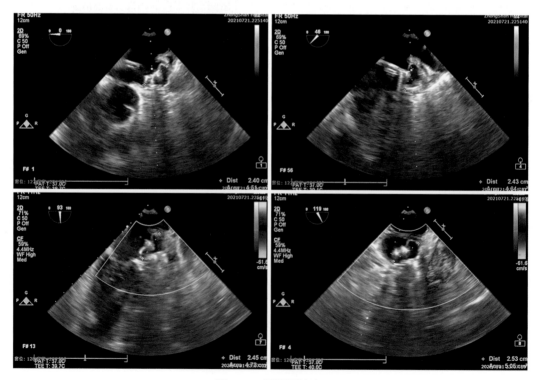

图1-23　测量压缩比

牵拉稳定，回弹迅速，TEE下牵拉，封堵器无位移（图1-24）。

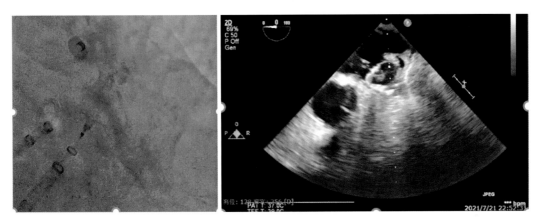

图1-24　牵拉测试

释放封堵器

符合PASS原则，释放封堵器（图1-25）。

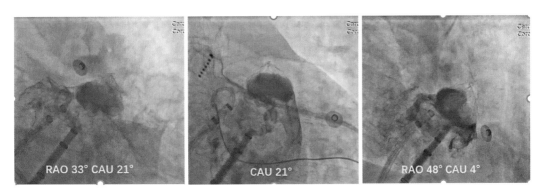

图1-25　封堵器释放

术后情况

术后用药

给予利伐沙班20 mg，每日1次，抗凝3个月；盐酸胺碘酮抗心律失常；保护胃黏膜、控制血压等对症治疗。3个月后复查食管超声调整抗凝方案。

随访

术后5个月随访，TEE显示封堵器各角度未见残余分流，且封堵器表面与周边组织回声类似，已经开始同质化转变，已初步内皮化（图1-26）。

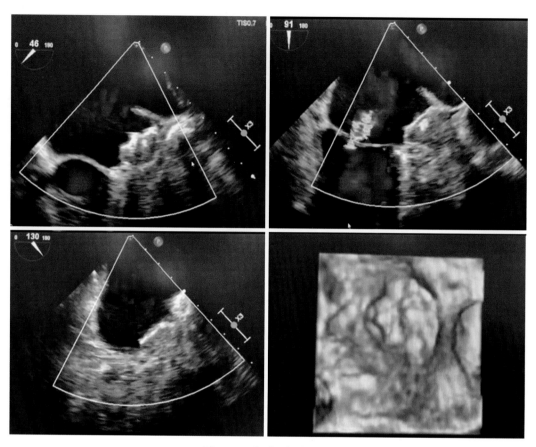

图1-26 术后5个月TEE

小 结

该患者左心耳呈早分叶型且开口为敞口，内部梳状肌十分发达，可利用空间有限；如果封堵器放置过深会导致大部在上叶展开而开口封闭不全，封堵器放置较浅则会无法稳定锚定直接弹出左心耳；因此，封堵策略、展开时机及后续的多次微回收操作尤为重要。

专家点评

敞口低位鸡翅封堵，非常有难度，本例能够完美封堵，是一个十分精彩的病例。术中经历曲折，对于盘式封堵器共干区无法锚定，更换塞式封堵器后由于轴向空间问题多次调整。本病例描述到位，逻辑性极强。对于这种情况，术前增加CT重建分析空间是否更好。对早分叶左心耳，术中选择合理露肩减少分流，有利于平衡稳定性和封堵效果。

（同济大学附属东方医院 张旭敏教授）

　　该病例比较困难，左心耳内部可利用空间有限，封堵器植入较深或较浅均会导致手术失败。术中封堵器多次展开不成功后，术者及时更换大尺寸封堵器，调整手术策略，终使手术取得圆满结果。阮中宝教授点评指出，该患者左心耳为双分叶早分叶型，若口径和深度足够，应用 KISSING 技术能很好地完成封堵。该病例向我们展示了很多临床技巧，体现了贵中心术者精湛的操作能力。

（新疆医科大学第一附属医院　周贤惠教授）

病例 2

MitraClip 联合 LAAC 一站式治疗

珠海市人民医院　姜小飞　袁　圆

病例资料摘要

病史

患者男性，79岁。咳嗽、气促5个月，加重2天。于2021年11月23日入院。患者5个月前无明显诱因出现咳嗽，平地走20 m有气促、双下肢乏力、轻度水肿，在我院就诊考虑"感染性心内膜炎、二尖瓣穿孔"入住心胸外科。经保守治疗后好转，门诊长期服用"氢氯噻嗪、螺内酯、地高辛、比索洛尔"维持治疗。2天前受凉后咳嗽、气促加重，不能完全平卧，就诊我院急诊，予利尿治疗，今为进一步诊治收入我科。

既往健康状况一般，高血压病史10余年，近期服用"比索洛尔"控制血压，血压控制于160 mmHg左右，否认冠心病、糖尿病等慢性疾病史。半年前曾因服用"阿司匹林"出现消化道出血。2021年6月，因"感染性心内膜炎"于我院住院，冠状动脉造影提示冠状动脉硬化，无显著狭窄。有吸烟史，约50年，每天吸烟10支。

体格检查

体温36.6℃，心率96次/分，血压128/79 mmHg。

实验室检查

（1）血常规：Hb 96 g/L，WBC 8.1×10^9/L，PLT 165×10^9/L。

（2）pro-BNP 25 804 pg/L。

（3）cTNT 0.048 μg/L。

（4）生化检查：Cr 92 μmol/L，K 3.95 mmol/L。

其他辅助检查

1. 入院心电图　提示心房颤动伴快速心室率，室性期前收缩，顺时针转位（图2-1）。

2. CT　对比2021年7月8日CT，新发双肺小叶间隔增厚，双肺散在渗出性病变，双侧胸腔积液和左侧叶间裂积液，考虑肺水肿；双肺散在少许纤维增殖、钙化灶；双肺实性小结节较前相仿，建议随诊复查；慢性支气管炎，肺气肿，肺大疱；气管内黏

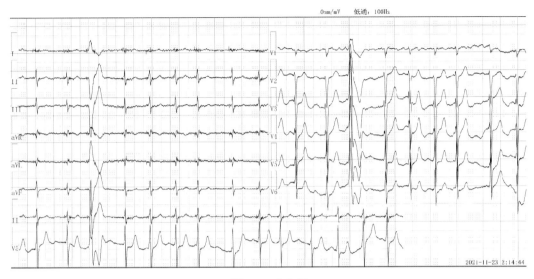

图 2-1　心电图

液栓形成；心脏增大，主动脉及左冠状动脉硬化；心包少量积液（图 2-2）。胸 12 椎体血管瘤可能，随诊。

附见：肝内多发低密度灶，建议进一步腹部检查。

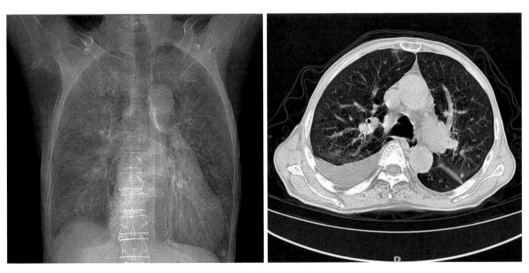

图 2-2　胸部 CT

3. 心脏彩超　彩超报告显示二尖瓣前叶瓣裂，脱垂伴重度反流。LA 44 mm，LVEF 43%（图 2-3，图 2-4，图 2-5）。

超声描述：

二维及M型：

左心室舒张前后径：58 mm。左心房前后径：40 mm。右心房上下径×左右径：65 mm×54 mm。左心室EF：65%。双侧心房、左心室增大，主动脉、肺动脉不宽。

室间隔与左心室后壁不厚，左心室壁运动协调。

房室间隔延续完整。

二尖瓣前叶毛糙、增厚，二尖瓣前叶探及裂隙，瓣叶对合不拢。主动脉瓣稍增厚、回声增强，开放尚可，关闭欠佳，三尖瓣开放尚可，关闭欠佳，余瓣膜形态未见明显异常。

心脏运动不规则，心包腔未见明显异常。

多普勒：收缩期二尖瓣前叶裂隙处及瓣口可探及大量反流信号；主动脉瓣见少量反流；三尖瓣见中量反流，反流速度Vmax 3.3 m/s。估测肺动脉收缩压54 mmHg。

超声提示：

心脏瓣膜病；

二尖瓣前叶穿孔伴重度反流；

三尖瓣中度反流；

肺动脉高压（中度）；

主动脉瓣轻度反流；

双侧心房、左心室增大；

心律不齐，请结合心电图；

静息状态下，左心室收缩功能正常范围。

图2-3 床旁心脏彩超报告

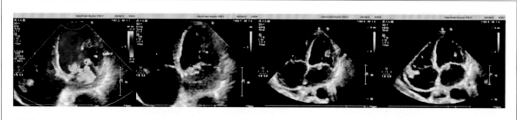

M型与二维				多普勒超声			
主动脉	瓣环内径：22 mm	窦部前后径：36 mm	升主动脉内径：36 mm			流速（m/s）	最大压差（mmHg）
	弓降部：正常			二尖瓣	E峰	1.1	4.8
左心房	前后径：44 mm	左右径：54 mm	上下径：63 mm		A峰	—	—
左心室	室间隔厚度：10 mm	舒张期末前后径：50 mm	左心室后壁厚度：10 mm	三尖瓣	E峰	0.5	1
					A峰	0.4	0.6
	EF：43%			主动脉瓣	收缩期	1.0	4
右心房	左右径：54 mm		上下径：57 mm	肺动脉瓣	收缩期	0.7	2

续表

M 型与二维			多普勒超声					
右心室	前后径： 22 mm	基底部横径：	中部横径：	组织多普勒（二尖瓣瓣环间壁组织速度，cm/s）				
肺动脉	主干内径： 23 mm	左肺动脉内径：	右肺动脉内径：	S'	7.0	E'	7.5	A'	9.1	E/E'	14.7

超声描述：

二维及 M 型：

双侧心房增大，主动脉、肺动脉不宽。室间隔与左心室后壁不厚，左心室壁运动幅度普遍减低。Simpson 法测 LVEF 43%。房室间隔延续完整。

二尖瓣增厚、回声稍增强，前叶增厚明显，可见小无回声区，并探及裂隙，宽约 3.5 mm，前叶心房面可见数个异常回声附着，范围较大约 11 mm×10 mm，随心动周期摆动，瓣叶对合不拢。

主动脉瓣稍增厚、回声增强，开放尚可，关闭欠佳，余瓣膜形态未见明显异常。

心脏运动不规则，心包腔可见无回声区，舒张期左心室侧壁 4 mm，右心室前壁 4 mm，右心房顶壁 12 mm。

多普勒：收缩期二尖瓣前叶裂隙处及瓣口可探及大量反流信号；主动脉瓣见少量反流；三尖瓣见中量反流，反流速度 Vmax 3.1 m/s，估测肺动脉收缩压 49 mmHg。

图 2-4　心脏彩超报告（含图像）

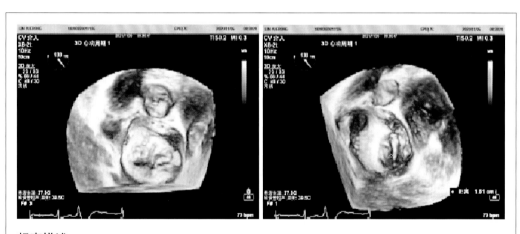

超声描述：

经食管超声心动图检查：

左、右心房及左心耳部未见明显异常回声。房间隔卵圆孔处未探及明显穿隔血流。

二尖瓣前叶增厚、冗长，运动幅度增大，A1 区可见裂隙，深度约 15 mm，收缩期 A3 区脱入左心房，超过瓣环连线，致瓣叶对合不拢。

多普勒：二尖瓣见大量反流。

心脏测值参考经胸心脏检查。

超声提示：

二尖瓣前叶瓣裂，脱垂伴重度反流。

图 2-5　经食管三维超声心动图报告

诊断与评估

诊断

心房颤动，二尖瓣穿孔（？），高血压。

术前评估

1. 手术风险评估　根据患者体格检查及既往史，按照左心耳封堵术患者评分标准进行打分（表2-1，表2-2），该患者符合左心耳封堵术指南。

表2-1　卒中风险评分

CHA$_2$DS$_2$-VASc	评分
慢性心力衰竭/左心室功能不全（C）	0
高血压（H）	0
年龄≥75岁（A）	0
糖尿病（D）	1
卒中/TIA/血栓栓塞病史（S）	2
血管性疾病（V）	0
年龄65～74岁（A）	1
女性（Sc）	0
合计	4

表2-2　出血风险评分

HAS-BLED	评分
高血压（H）	0
肝、肾功能不全（A）	0
卒中（S）	1
出血（B）	1
异常INR值（L）	0
年龄＞65岁（E）	1
药物或饮酒（D）	0
合计	3

2. 术前影像检查

术前超声评估：术前超声可见左心耳呈反鸡翅型（图2-6，图2-7，表2-3）。左心耳血流速度为24 cm/s。

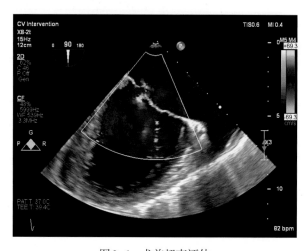

图2-6　术前超声评估

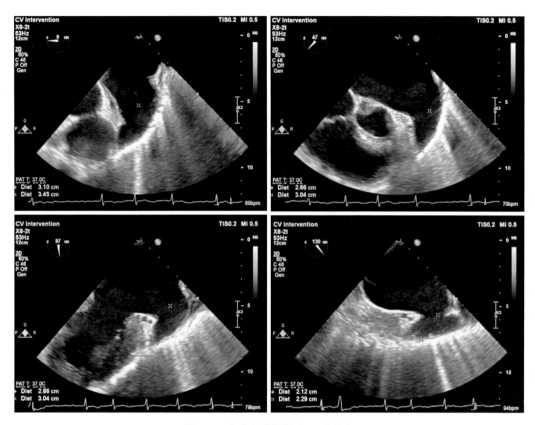

图 2-7　术前超声评估左心耳形态

表 2-3　TEE 下左心耳测量数据

角　度	开口（mm）	深度（mm）
0°	31.0	34.5
45°	26.6	30.4
90°	28.8	30.4
135°	21.2	22.9

治疗方案

　　患者彩超报告显示二尖瓣脱垂伴重度反流，CHA_2DS_2-VASc 评分为 4 分（表 2-1），HAS-BLED 评分为 3 分（表 2-2），与患者及家属沟通后共同决定治疗方案，拟行经皮二尖瓣钳夹术（MitraClip）+LAAC 一站式手术。多种预案解决穿刺轴向要求不同问题，"鞘中鞘"策略解决 MitraClip 渗血问题。封堵内口且利用左手抵住鞘管来顶住封堵器，避免封堵器回弹。

手术过程

术中左心耳造影

造影显示左心耳为敞口囊袋反鸡翅型，左心耳测量示外口35 mm，深度30 mm，内口31 mm，深度26 mm（图2-8，图2-9）。

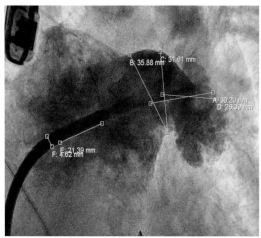

图2-8　术中左心耳造影

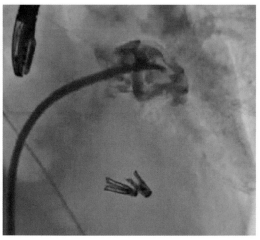

图2-9　肝位（RAO 30°+CAU 20°）造影

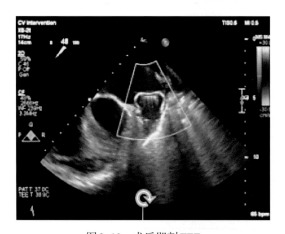

图2-10　术后即刻TEE

封堵策略分析

左心耳外口35 mm，内口31 mm，外口光滑，选择33 mm WATCHMAN封堵器封堵内口，避免外口无法封堵。因轴向放弃翅尖，鞘管走左心耳中叶，利用左手抵住鞘管来顶住封堵器，避免封堵器被挤出左心耳。

术后即刻超声报告

TEE报告显示TEE 0°下有1 mm分流，其余各角度均无明显残余分流，最大露肩6 mm，压缩比12%～15%，四腔心切面未见积液，符合PASS原则（图2-10）。

术后情况

术后用药

利伐沙班15 mg，每日1次；沙库巴曲缬沙坦钠50 mg，每日2次；呋塞米20 mg，每日2次；螺内酯20 mg，每日1次。

随访

术后随访左心耳CT血管造影（CTA）示左心耳见一封堵器影，封堵器位置尚可，未见脱落，增强扫描早期示封堵器近侧左后方左心耳内可见少许对比剂充填，余左心耳内腔见低密度充盈缺损，延时期示封堵器后左心耳内大部分被对比剂填充。所及二尖瓣区见高密度影，右心房及左心增大，心包见积液征象。双侧冠状动脉见钙化影。双侧胸腔积液明显，双下肺部分肺组织膨胀不全。封堵器后左心耳内对比剂充盈。二尖瓣钳夹术后改变，心脏增大，少量心包积液；双侧胸腔积液并双下肺膨胀不全（图2-11）。

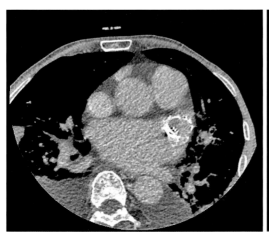
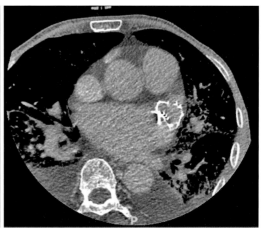
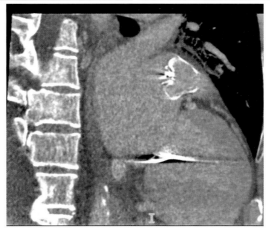

图2-11　随访心脏CTA

小　结

手术难点及亮点

难点1：珠海市人民医院心内科姜小飞主任团队此前无相关MitraClip+LAAC一站式操作经验，如何解决两个手术对穿刺位点要求不一致和MitraClip术后换鞘后渗血的问题。

难点2：大开口、敞口左心耳，封堵器易被挤出左心耳。

思考

（1）针对此类患者，MitraClip解决了二尖瓣反流问题，但同时也增加了左心耳血栓风险。如何选择行左心耳封堵时间？可否作为LAAC适应证的拓展？

（2）房间隔穿刺点选择。先于原穿刺点尝试穿刺或行二次房间隔穿刺？

（3）MitraClip+LAAC一站式术后抗栓方案怎样决定？

专家点评

这个病例非常精彩，MitraClip联合左心耳封堵一站式治疗，两个手术都很精彩地完成，手术过程非常规范，MitraClip手术房间隔穿刺需要穿刺高位点，左心耳封堵手术需要穿刺低位点，一起做的难度大。MitraClip联合左心耳封堵一站式目前国内的经验并不多。

（海军军医大学第一附属医院　郭志福教授）

穿刺点优选第一次穿刺点，轴向差才考虑选择第二个穿刺点，但是也需要考虑MitraClip的鞘管更大，需要考虑手术可能造成的房间隔缺损。

（安徽医科大学第二附属医院　王晓晨教授）

病例 3

"守望者之吻"：KISSING WATCHMAN

宁波市第一医院　储慧民　杜先锋

病例资料摘要

病史

72岁男性，反复心悸40年。既往有卒中史，无明显后遗症；高血压病史15年，药物治疗；嗜酒。曾长期服用抗血小板药物，拒绝长期口服抗凝治疗。患者曾行B超显示颈动脉及下肢动脉粥样硬化斑块形成伴管腔轻度狭窄。

辅助检查

入院心电图显示为心房颤动（图3-1）。

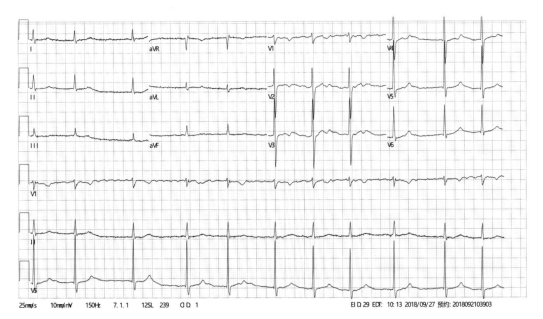

图3-1　心电图

<h2>诊断与评估</h2>

诊断

长程持续性房颤。

术前评估

1. 手术风险评估　根据患者体格检查以及既往史进行卒中风险评分（表3-1）和出血风险评分（表3-2），该患者拥有高危卒中风险，曾有脑梗死史，同时有高危出血风险，符合左心耳封堵术指征，与患者充分沟通，决定行左心耳封堵术。

<table>
<tr><td colspan="2" align="center">表 3-1　卒中风险评分</td></tr>
<tr><th>CHA₂DS₂-VASc</th><th>评分</th></tr>
</table>

表 3-1　卒中风险评分

$CHA_2DS_2\text{-}VASc$	评分
慢性心力衰竭/左心功能不全（C）	0
高血压（H）	1
年龄≥75岁（A）	0
糖尿病（D）	0
卒中/TIA/血栓栓塞（S）	2
血管性疾病（V）	1
年龄65～74岁（A）	1
女性（Sc）	0
合计	5

表 3-2　出血风险评分

HAS-BLED	评分
高血压（H）	1
肝、肾功能不全（A）	0
卒中（S）	1
出血（B）	0
异常INR值（L）	0
年龄＞65岁（E）	1
药物或饮酒（D）	1
合计	4

2. 术前影像检查

（1）经胸超声心动图：超声提示双侧心房增大。主动脉瓣局部钙化伴轻度反流，升主动脉增宽。二尖瓣重度反流，二尖瓣舒张期血流呈单峰，三尖瓣轻中度反流，轻度肺动脉高压。LA 67 mm，LVEF 68%，LVDd 54 mm；LVDs 33 mm（图3-2）。

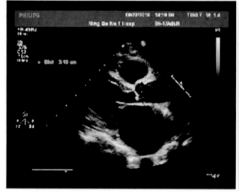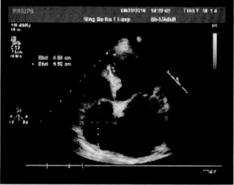

图3-2　术前经胸超声心动图

（2）经食管超声显示该患者的左心耳形态为"单叶"，左心耳口部38 mm×32 mm，面积8.93 cm²；深度35 mm，未见左心房及左心耳血栓；同时可见左心耳深度足够，口部较大（图3-3）。TEE不同角度下测量左心耳开口及深度（表3-3）。

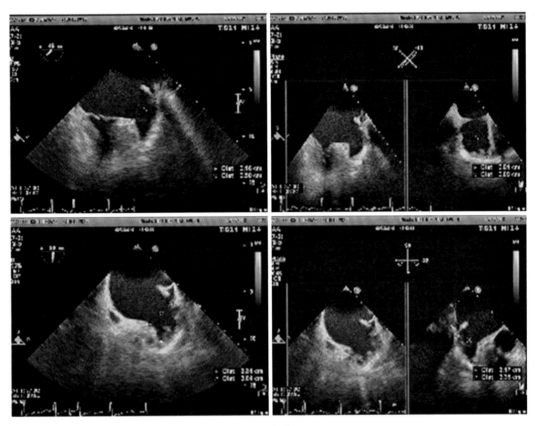

图3-3　术前TEE

表3-3　TEE下左心耳测量数据

角　度	开口（mm）	深度（mm）
0°	32	34
45°	32	35
90°	33	30
135°	38	31

治疗方案

由于患者左心耳较大，拟实施左心耳封堵技术中的对吻术式（KISSING）封堵。根据文献查询，在目前300例复杂左心耳（left atrial appendage, LAA）封堵中，仅有7例采用双伞封堵；采用WATCHMAN"分步对吻"技术，即通过两次手术先后植入不同的WATCHMAN（图3-4，图3-5）。其中有6例左心耳解剖形态为菜花型，1例为鸡翅型；每一例均有2个大分叶及一个大于30 mm的公共开口。KISSING封堵首次手术时间更长，造影剂及X线剂量更高（P为0.06～0.08），射线时间相似，且至少6周后进行第二次手术。这7例KISSING封堵中有1例残余2 mm的设备周围泄漏（peri-device leakage，PDL），其余均成功，未出现严重的并发症或不良事件。拟先后进鞘实施封堵操作，分次对封堵器实施PASS原则评估[1]。

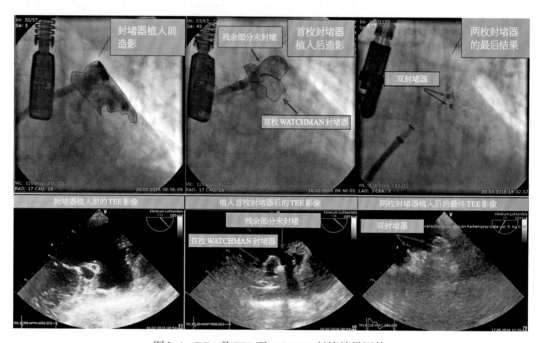

图3-4　DSA及TEE下KISSING封堵效果评估

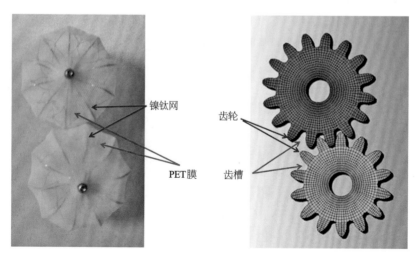

图3-5　KISSING术式示例

手术过程

术中左心耳造影

术中对左心耳两分叶分次进鞘，鞘+猪尾型血管造影导管双重造影。左心耳测量数据及形态如下，巨大菜花样，双分叶最大口径45 mm，最大深度47 mm，分叶有效工作深度38 mm/31 mm，左心耳口部上缘附细小分叶（图3-6）。

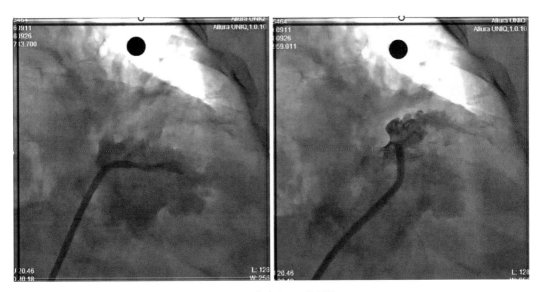

图3-6　术中左心耳造影

封堵策略分析

左心耳外口35 mm，内口31 mm，选择33 mm封堵器（图3-7）。

封堵器展开

下叶封堵器牵拉测试前出现移位（图3-8，图3-9）。

WATCHMAN对吻的最后结果（图3-10）。

PASS原则评估

TEE下显示最大5 mm分流，其余均无明显残余分流；压缩比12% ～ 15%，四腔心切面未见积液，符合PASS原则（图3-11）。

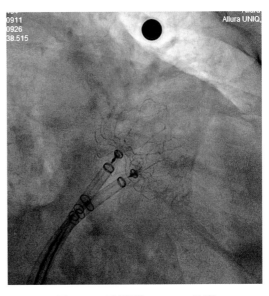

图3-7　双封堵器KISSING造影

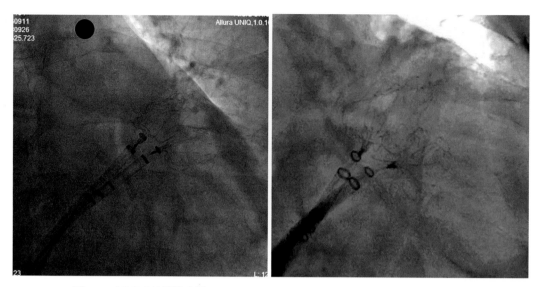

图3-8　展开后封堵器造影　　　　　　　　　　　图3-9　再回收及再展开

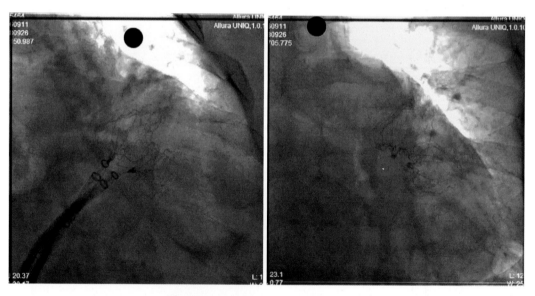

图3-10　WATCHMAN对吻的封堵效果

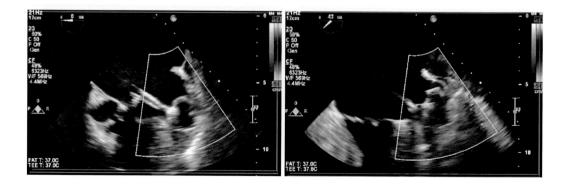

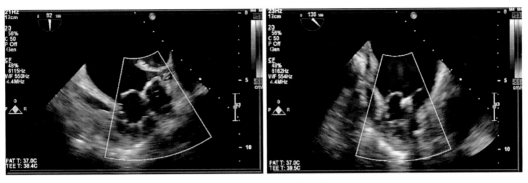

图 3-11 PASS 原则评估

术后情况

术后用药

患者抗凝方案改为 NOAC：利伐沙班 15 mg，每日 1 次。

封堵术后 45 天随访

TEE 显示双封堵器位置均满意，未见明显器械表面血栓（device related thrombus, DRT），最大可见约 4.5 mm 残余分流，房间隔可见约 7 mm 分流（图 3-12）。建议 NOAC 至少服用至术后 6 个月，并再次复查 TEE。

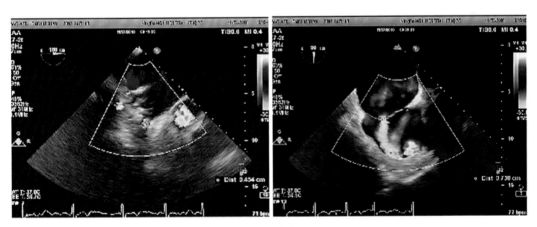

图 3-12 随访 TEE

TEE 食管探头插入顺利，左心耳口见两个 WATCHMAN 封堵器回声，固定在位，未见明显异常回声附着，偏内侧下缘可见微小缝隙，宽约 4.5 mm；CDFI 示左心耳口细小残余分流（图 3-13），余各心腔内未见异常回声，房间隔近卵圆窝位置见极细束左向右分流，房间隔中段见束宽约 7 mm 左向右分流；两封堵器位置均稳定，可见细小 PDL，未见 DRT。

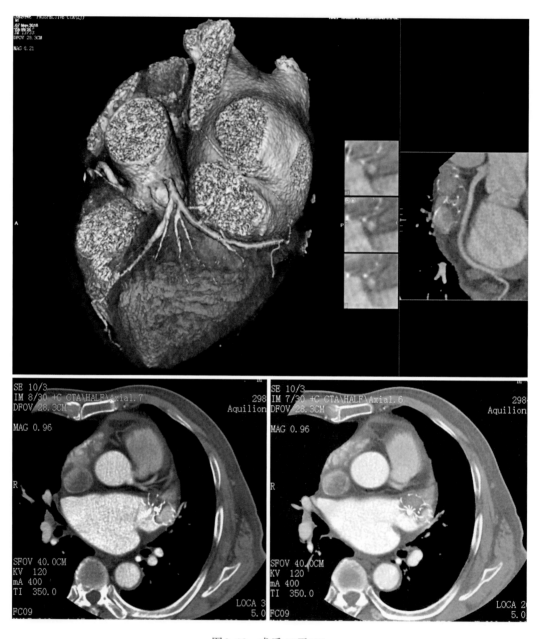

图3-13 术后45天CT

封堵术后1年随访

TEE显示左心耳口见两个WATCHMAN封堵器回声，固定在位，未见明显异常回声附着，内下缘可见微小缝隙，宽约4 mm；CDFI示左心耳口细小残余分流。余各心腔内未见异常回声，房间隔近卵圆窝位置见极细束左向右分流；两个封堵器均在位，约有4 mm PDL，房间隔细小分流（图3-14）。

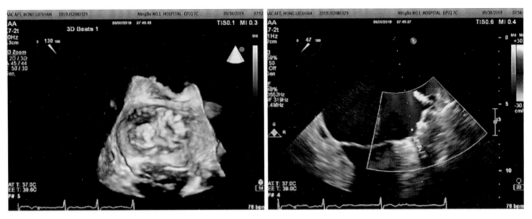

图 3-14　术后 1 年 TEE

小　结

（1）对于大开口、敞口、两分叶左心耳实施 KISSING 策略使封堵器紧密贴合。术中双鞘同时操作实施封堵难度较大。以往全球对于双封堵器的 PASS 原则评估并没有相关标准，需要术者跳出固定思维进行评判。

（2）针对此类患者，KISSING 封堵虽然能达成封堵效果，但同时也增加了医源性房间隔缺损（iASD）。一项单中心回顾性研究分析了 LAAC 行房间隔穿刺后 3 个月存在持续性 iASD 的患者 50 例（排除既往存在心房间分流的患者），所有患者均在 3、6 和 12 个月后进行临床随访及 TEE 检查，并在随访 3 个月时被分为持续性 iASD 和自发闭合两组[2]。LAAC 后 3 个月 iASD 的发生率为 34.7%，其中 48% 在术后 12 个月后可自发闭合。与没有 iASD 的患者相比，持续性 iASD 患者卒中或栓塞的风险并没有显著增加，且研究未观察到由左向右分流导致的不良后果。

（3）对于术后存在的 PDL 问题，文献查询得知 20 例 LAAC 术后（植入 WATCNMAN）的 PDL 在 2.5 ～ 7 mm，无血栓的 LAA。采用弹簧圈栓塞手术处理 PDL 的成功率 95%，完全封堵率为 61%，分流显著减少者占 33%，1 例发生心包压塞[3]。一项研究对 43 例 LAAC 术后（植入 WATCNMAN）发生 PDL（≥ 4 mm）的患者行射频消融，其中 44% 术中即刻消融，56% 术后择期消融。平均消融参数为 CF 16 g/P 44W/T 5 min，消融 PDL 的心房缘，消融终点为 45 天后 TEE 随访的 PDL 完全消失或显著减小（1 ～ 2 mm）。随访时完全封堵率为 53.5%，微小分流率为 34.9%[4]。

专家点评

术者对于患者适应证的把握和整个手术策略都很好，这个病例我们尤其要重视患者嗜酒的因素，即使患者不做左心耳封堵，愿意服用抗凝药，但是嗜酒会使服用抗凝药物效果大打折扣，增加出血风险。患者信任度高，术中能接受 KISSING 的封堵策略，术后1年严密的TEE随访结果，都说明杜先锋团队的专业、给予患者的信赖。文献解读准确，关注文献带来的经验学习，从而在实际工作中遇到高难度的左心耳封堵能及时制订出合适的封堵策略；充分考虑到了可能存在的PDL的处理方案，延长抗凝时间、消融或弹簧圈栓塞处理。

（上海交通大学医学院附属第九人民医院　张俊峰教授）

参考文献

［1］ Jiang LS, Duenninger E, Muenzel M, *et al.* Percutaneous left atrial appendage closure with complex anatomy by using the staged 'kissing-watchman' technology with double device[J]. International Journal Cardiology, 2018, 265: 58−61.

［2］ Nelles D, Vij V, Al-Kassou B, *et al.* Incidence, persistence, and clinical relevance of iatrogenic atrial septal defects after percutaneous left atrial appendage occlusion[J]. Echocardiography, 2021, 39(1): 65−73.

［3］ Musikantow DR, Shivamurthy P, Croft LB, *et al.* Transcatheter embolic coils to treat peri-device leaks after left atrial appendage closure[J]. Heart Rhythm, 2021, 18(5): 717−722.

［4］ Della Rocca DG, Murtaza G, Di Biase L, *et al.* Radiofrequency energy applications targeting significant residual leaks after watchman implantation[J]. JACC: Clinical Electrophysiology, 2021, 7(12): 1573−1584.

病例4

反鸡翅型左心耳封堵的不对称调整

天津医科大学总医院　蔡　衡　李洪仕

病例资料摘要

患者男性，72岁，阵发性心悸15年，导管消融术后、复发，脑梗死病史。

诊断与评估

诊断

心律失常（阵发性房颤），高血压3级（很高危）。

术前评估

根据患者体格检查及既往史，按照左心耳封堵术患者评分标准，对卒中风险评分（CHA_2DS_2-VASc评分）量表（表4-1）和出血风险评分（HAS-BLED评分）量表（表4-2）进行打分，该患者符合左心耳封堵术指南。

表4-1　卒中风险评分

CHA_2DS_2-VASc	评分
慢性心力衰竭/左心功能不全（C）	0
高血压（H）	1
年龄≥75岁（A）	0
糖尿病（D）	0
卒中/TIA/血栓栓塞（S）	2
血管性疾病（V）	0
年龄65～74岁（A）	1
女性（Sc）	0
合计	4

表4-2　出血风险评分

HAS-BLED	评分
高血压（H）	1
肝、肾功能不全（A）	0
卒中（S）	1
出血（B）	0
异常INR值（L）	0
年龄＞65岁（E）	1
药物或饮酒（D）	0
合计	3

治疗方案

治疗策略

患者卒中风险评分4分（表4-1），出血风险评分3分（表4-2），符合左心耳封堵适应证，经临床研究讨论拟行房颤射频消融术＋左心耳封堵术。

手术难点

反鸡翅型左心耳对房间隔穿刺轴向要求更高，如何解决2个手术对穿刺位点要求的一致性；反鸡翅型左心耳一般形似向上翻转的鸡翅，有效深度一般相对有限，且开口大小或形态不一，轴向如何选择，走"翅尖"还是"翅根"；面对封堵器展开位置不合适通过何种技巧调整？

手术要点

造影后充分评估左心耳轴向与工作深度的关系，封堵器展开位置不佳采取微回收及不对称调整技巧补正，封堵内口且利用左手抵住鞘管来顶住封堵器，避免封堵器回弹。

手术过程

术中左心耳造影

肝位造影（大鞘同猪尾型血管造影导管同时造影，"双造影"）轴向尚佳，左心耳呈反鸡翅型。观左心耳远端梳状肌发达，且颈部狭长收口。数字减影血管造影（digital subtraction angiography, DSA）下测得左心耳开口22 mm，深度20 mm，考虑使用27 mm封堵器（图4-1）。

封堵策略分析

拟定封堵策略，观左心耳有向下分叶空间，大鞘轴向进下叶可获得较好轴向与深度；大鞘沿猪尾型血管造影导管导航，同时造影确认，27 mm标记环（后面以MARK表示）对其封堵线；输送系统置换猪尾型血管造影导管，远端MARK环双对齐，同时造影确认与左心耳远端空间（图4-2）。

封堵器展开，即刻造影

退鞘锁合输送系统与导引系统，缓慢退鞘（展开过程一般不超过10 s），展开封堵器；展开后即刻造影，封堵器形态良好（呈草莓状），但展开位置过深，导致上缘轻微残余分流（图4-3）。

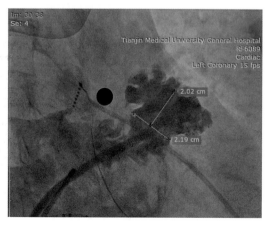

图4-1　术中左心耳造影

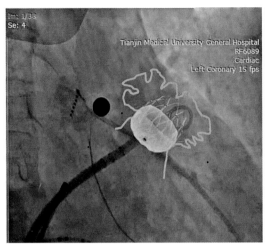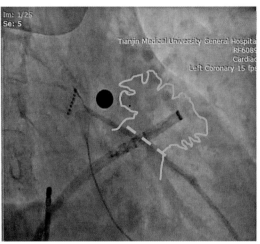

图 4-2 肝位（RAO 30°+CAU 20°）封堵策略

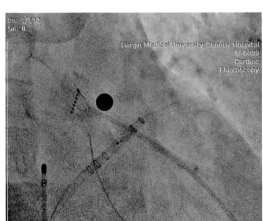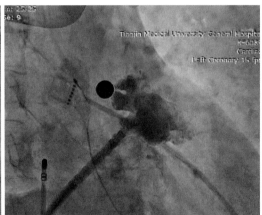

图 4-3 肝位（RAO 30°+CAU 20°）第一次展开

考虑微回收调整

考虑封堵线定鞘位置偏深，封堵器展开瞬间倒钩受发达梳状肌向内牵引，使封堵器抓紧左心耳，导致上缘残余分流；考虑微回收调整，逆转封堵器，使封堵器上缘向外，以减少残余分流（图 4-4）。

微回收调整

微回收（不对称调整），大鞘缓慢向前推送，抵住封堵器尾端，施加作用力使封堵器受力呈"梭形"；此时鞘管逆时针旋转，并整体后撤，以减少上缘残余分流（图 4-5）。

微回收调整后上缘仍存在残余分流

调整后即刻造影，显示上缘残余分流减轻，封堵器整体稍向外靠，但仍然存在残余分流；考虑全回收重新调整轴向（图 4-6）。

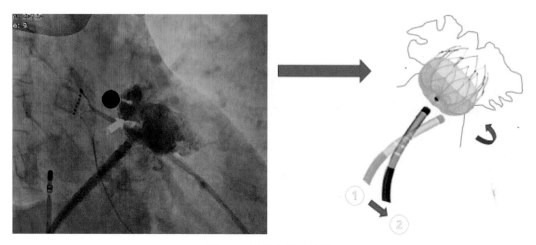

图4-4　微回收调整效果

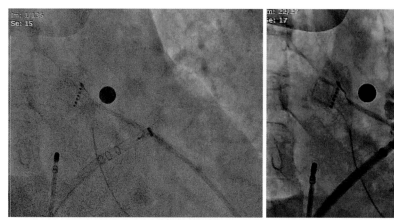

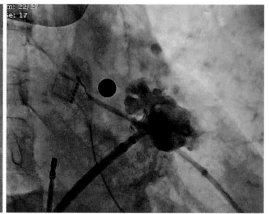

图4-5　微回收调整操作　　　　　　　图4-6　第二次微回收展开仍有残余分流

全回收调整猪尾型血管造影导管重新定位

第二次展开轴向有所调整，为避免上缘继续出现分流情况，选取上叶轴向进行封堵（图4-7）。预测带来的改变是封堵器展开后下缘更靠上，上缘更靠下。

封堵器重新展开

效果良好，牵拉稳定。选取上叶轴向封堵后，封堵器展开后即刻造影，上缘残余分流消失，同时牵拉实验稳定（图4-8）。

术后即刻超声

（1）经食管超声心动图检查评估，各角度下平口且无残余分流（图4-9）。

大角度下测量封堵器被压缩后直径21 mm，压缩比22%，符合PASS原则（图4-10）。

（2）DSA各角度下评估封堵器位置（图4-11，图4-12）。

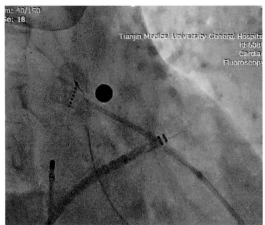
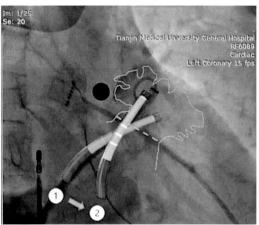

图4-7　微回收展开仍有残余分流

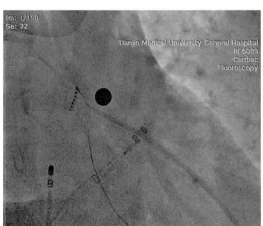
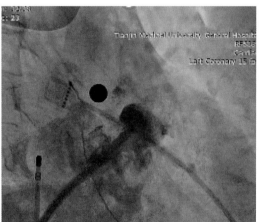

图4-8　全回收第二次展开DSA评估

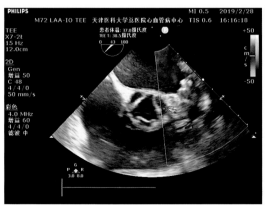
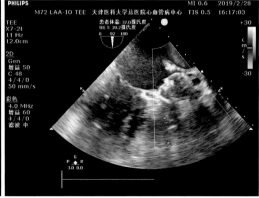

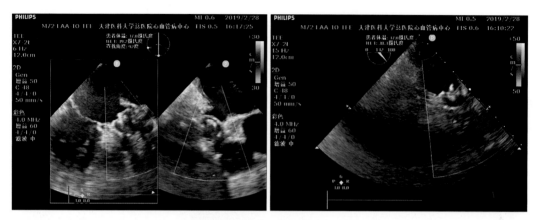

图4-9　术后即刻TEE

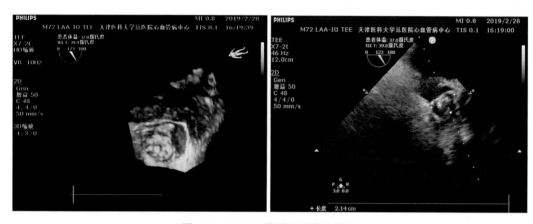

图4-10　TEE三维图及压缩比测量

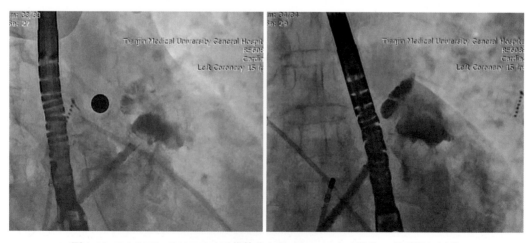

图4-11　RAO30°＋CAU20°（工作体位）及CAU20°（正足位，观下缘）评估

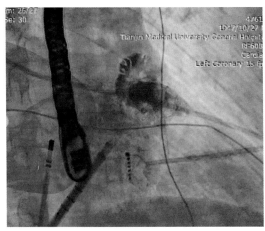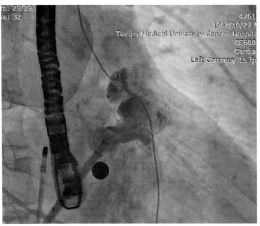

图4-12 RAO30°+CRA20°（切线位）及RAO30°（右前斜）评估

小　　结

1. 微回收　当封堵展开后，位置尚佳，没有过深或过浅，这种情况下出现上或下缘残余分流，往往采用微回收（不对称调整）以减轻分流；此区别于全回收或半回收操作，推送大鞘并向封堵器施加作用力使其变成"梭形"，需要注意应通过逆时针或顺时针旋转大鞘，改变封堵器位置（图4-13）。

2. 全或半回收　当封堵器展开后位置过深或过浅时，往往采用全或半回收操作。过深半回收；过浅即推荐全回收重新定位，或重新调整房间隔穿刺位点、封堵策略。

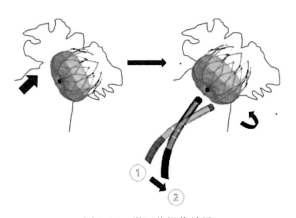

图4-13 微回收操作效果

专家点评

这个病例在实际工作中是比较有代表性的，实际上随着左心耳封堵术的广泛开展，医生们也会经常遇到各种形态的左心耳的挑战。根据现在这代封堵器的设计，我们都知道WATCHMAN是需要一定深度的，我们也常说没有深度要创造深度，因为"往往不是没有美，而是缺少发现美的眼睛"，也就是说我们缺少发现深度的眼睛。

这个病例让我们看到了一个典型的例子。首先造影后发现对于反鸡翅型左心耳，靠下叶的轴向及深度是比较合适的，放进去后发现在鸡翅的拐角处，也就是上缘没有覆盖住。术者随即采取了微回收和全回收的技巧优选上分叶，调整鞘管的角度予以调整。我们可以看到无论是从选择的策略还是技巧上来说都是适合这一病例的。其次蔡主任团队给我们展示了对有难度的左心耳使用超声评估的必要性。最后，封堵器的压缩比也是合适的，往往反鸡翅型左心耳由于拐角会导致封堵器内部空间被挤压，压缩比如果过大风险也会增加。

总体而言，这个病例向我们展示了反鸡翅型左心耳的处理方法。对于刚开始做LAAC的老师，或者正在进阶阶段的医师都是有借鉴意义的。

（四川省人民医院　曾杰教授）

病例 5

低位敞口反鸡翅型左心耳封堵

贵州医科大学附属医院　周　纬　谌晶晶

病例资料摘要

病史

患者男性，71岁。胸闷、心悸30余年，加重1月余入院。既往有脑梗死病史30余年，高血压病史20余年，10余年前胆囊切除，2月余前肺结节病灶切除术。

术前检查

LA 38 mm，LV 49 mm，RA 39 mm，EF 40%。

诊断与评估

诊断

心房颤动，高血压2级，脑梗死，肺结节与胆囊切除术后。

术前评估

1. 手术风险评估　根据患者体格检查及既往史，按照左心耳封堵术患者评分标准对卒中风险评分（CHA_2DS_2-VASc评分）量表（表5-1）和出血风险评分（HAS-BLED评分）量表（表5-2）进行打分，该患者符合左心耳封堵术指南。

表5-1　卒中风险评分

CHA_2DS_2-VASc	评分
慢性心力衰竭/左心功能不全（C）	1
高血压（H）	1
年龄≥75岁（A）	0
糖尿病（D）	0
卒中/TIA/血栓栓塞（S）	2
血管性疾病（V）	0
年龄65～74岁（A）	1
女性（Sc）	0
合计	5

表5-2　出血风险评分

HAS-BLED	评分
高血压（H）	1
肝、肾功能不全（A）	1
卒中（S）	1
出血（B）	0
异常INR值（L）	0
年龄>65岁（E）	1
药物或饮酒（D）	1
合计	5

2. 术前影像检查　术前CT模拟TEE多角度测量开口22～27 mm（图5-1，图5-2，图5-3，图5-4），预计选择30 mm封堵器。具体方案还需根据术中造影测量的实际有效深度制订，如果鞘管轴向理想，可选用30 mm封堵器；但如果可用深度有限，根据内部空间及可用深度再次评估。

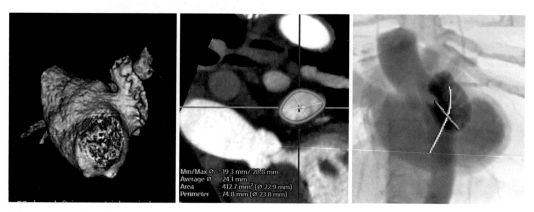

图5-1　CT三维重建左心耳形态　　图5-2　CT下左心耳开口大小　　图5-3　投影体位RAO30°+CAU20°

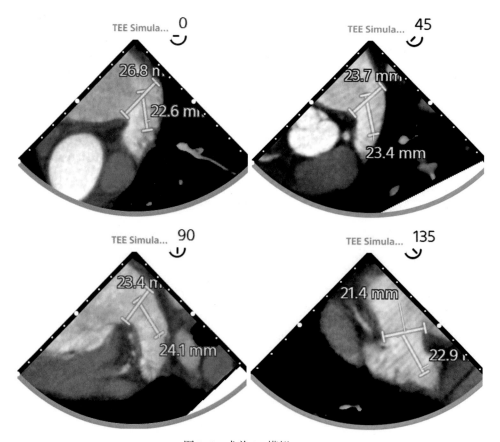

图5-4　术前CT模拟TEE

治疗方案

患者属于非瓣膜性房颤患者，CHA_2DS_2-VASc 评分为 5 分（表 5-1），高卒中风险；HAS-BLED 评分为 5 分（表 5-2），高出血风险；高龄，有脑梗死史，针对卒中二级预防。与患者及家属充分沟通后，患者及家属选择左心耳封堵手术来预防卒中。完善术前检查，术前 TEE 检查排除左心耳内血栓，CT 重建左心耳三维分析，无明显手术相关禁忌，拟在局麻下行射频消融+左心耳封堵手术。

手术过程

左心耳测量

一站式手术，考虑局麻患者耐受性不好，穿刺并未用 TEE 引导，在消融结束后，交换导引系统造影，发现穿刺位置稍微偏高，但鞘管可到达左心耳较深位置，所以并未选择重新穿刺，术中造影后测量左心耳开口为 25 mm，深度为 27 mm（图 5-5）。

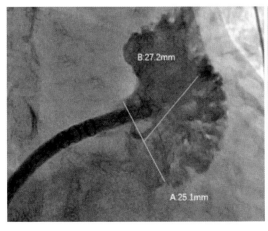
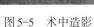
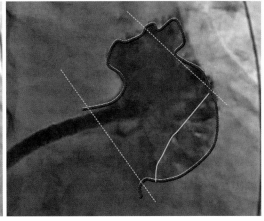

图 5-5　术中造影　　　　　　　　　图 5-6　策略制订

封堵策略制订

术前 CT 预估工作体位左心耳展开良好，术前 CT 测量左心耳开口平均为 24 mm，再结合术中 DSA 下测量左心耳开口为 22～27 mm；综合判断选择 30 mm 的封堵器（图 5-6）。

封堵过程

鞘管定位，封堵器展开，置于左心耳内（图 5-7，图 5-8）。

PASS 原则评估

评估 P——位置。封堵器展开后造影，位置偏深，下缘有分流，但即刻行牵拉后，位置稍有调整，下缘完全封堵且封堵位置良好（图 5-9）。

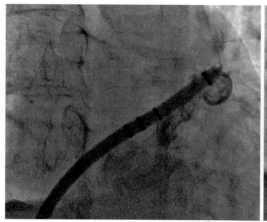

图5-7 猪尾型血管造影导管保护进鞘　　　图5-8 封堵器展开瞬间

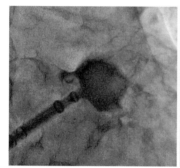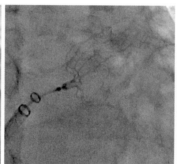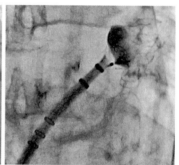

图5-9 PASS原则评估P

评估A——锚定。头位再次牵拉，封堵器的倒钩稳定钩住左心耳壁（图5-10）。

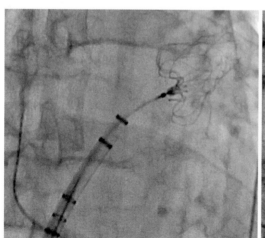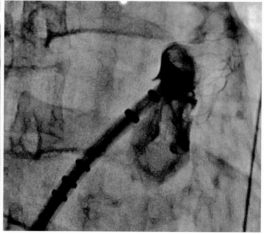

图5-10 PASS原则评估A

评估S——尺寸。TEE下0°压缩比为24%；TEE下45°压缩比为22.7%；TEE下90°压缩比为27.5%，露肩4.2 mm；TEE下128°压缩比为28%；多角度TEE测量平均压缩比为25%；下缘露肩4～5 mm（图5-11）。

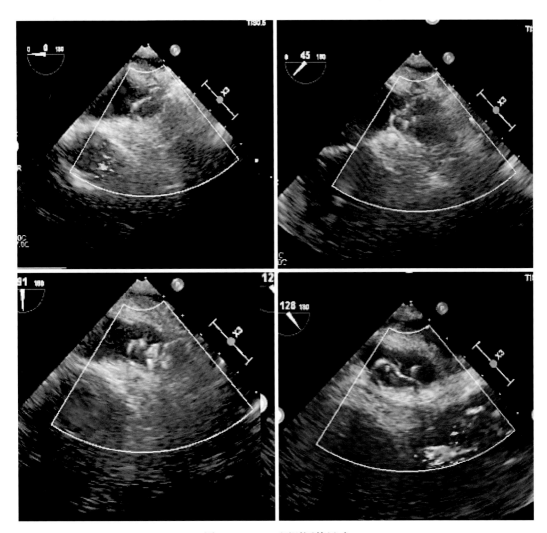

图5-11 PASS原则评估尺寸

评估S——封堵。TEE多角度观察均无残余分流（图5-12）。综上，PASS各项均满足，可以释放。

逆时针旋转连接杆3～5圈，解脱释放封堵器，观察心包无异常变化，结束手术（图5-13）。

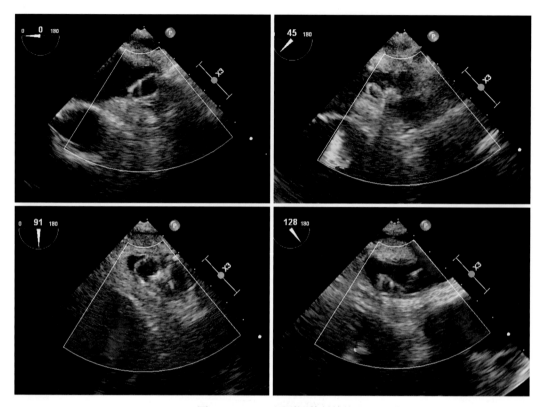

图5-12　PASS原则评估封堵

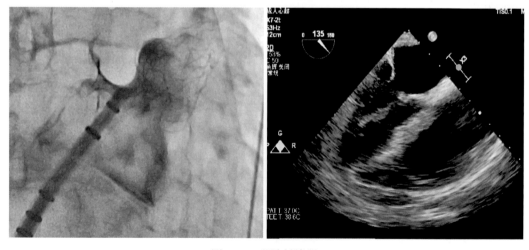

图5-13　释放封堵器

术后情况

术后用药

评估患者出血风险、卒中风险决定植入术后服用双抗3个月。

45天TEE随访

TEE多角度观察，封堵器位置良好，均无残余分流，且无器械表面血栓（图5-14）。

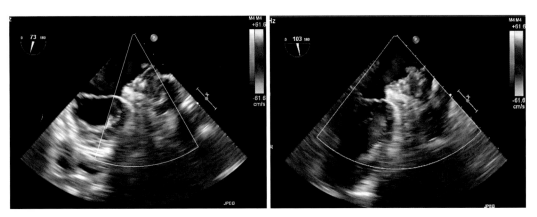

图5-14　术后45天TEE

术后3个月随访

术后3个月CT随访，显示已经完成内皮化，封堵效果良好（图5-15）。

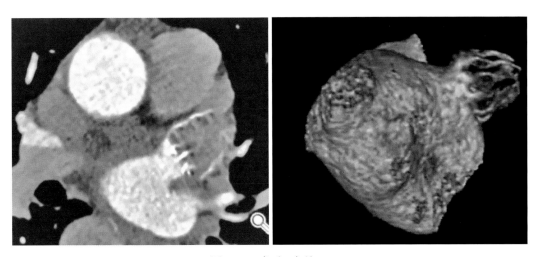

图5-15　术后3个月CT

小　结

封堵器打开前的瞬间稳住鞘管，让封堵器充分膨开的动作对于该30 mm的封堵器成功封堵的意义？左心耳下缘分叶较多，可利用操作空间较少（图5-16）。封堵器未完全膨开时牵拉封堵器是否有助于封堵器位置、形态的即刻调整？

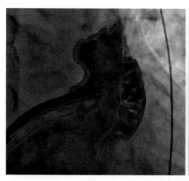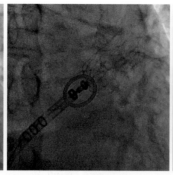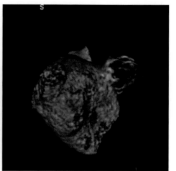

图5-16　左心耳造影图像

专家点评

　　谌晶晶教授分享敞口反鸡翅型左心耳封堵，在封堵器释放过程中，为避免释放过快封堵器弹出，术者右手稳住钢缆，左手逆时针慢慢退鞘，在保证鞘管平稳的情况下，慢慢将封堵器充分展开，封堵器完全展开后即刻造影显示其位置偏深，下缘有分流，但经牵拉试验后，位置有所调整，下缘完全封堵。敞口反鸡翅型左心耳处理起来有一定难度，但得力于术者的精准评估，以及对左心耳解剖结构的精准预判，巧妙借深度和微回收技术结合伞器展开时手法的控制，均是较为成熟的技巧，是一例十分成功的左心耳封堵手术。

（浙江大学医学院附属邵逸夫医院　周斌全教授）

病例 6

大开口敞口浅左心耳封堵

江苏省人民医院　陈明龙　刘海雷

-------------------- 病例资料摘要 --------------------

病史

患者男性，61岁。心慌、气喘伴双下肢水肿3个月。2011年，因持续性房颤行射频消融术，5年前房颤复发，高血压、青光眼病史。

-------------------- 诊断与评估 --------------------

诊断

持续性房颤，冠状动脉粥样硬化性心脏病，高血压，青光眼。

术前评估

1. **手术风险评估**　使用卒中风险评分（CHA_2DS_2-VASc评分）量表（表6-1）和出血风险评分（HAS-BLED评分）量表（表6-2）进行术前评估。

表6-1　卒中风险评分

CHA_2DS_2-VASc	评分
慢性心力衰竭/左心功能不全（C）	1
高血压（H）	1
年龄≥75岁（A）	0
糖尿病（D）	0
卒中/TIA/血栓栓塞（S）	0
血管性疾病（V）	1
年龄65～74岁（A）	0
女性（Sc）	0
合计	3

表6-2　出血风险评分

HAS-BLED	评分
高血压（H）	1
肝、肾功能不全（A）	0
卒中（S）	0
出血（B）	0
异常INR值（L）	0
年龄＞65岁（E）	0
药物或饮酒（D）	0
合计	1

2. 术前影像评估

（1）术前CT：术前CT检查患者左心耳形态和尺寸，左心耳开口最大为29.8 mm，深度30.3 mm（图6-1）。

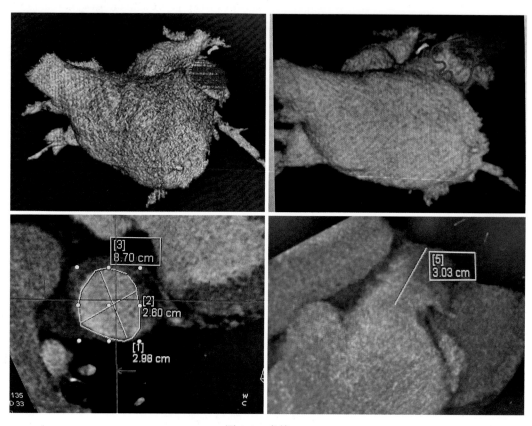

图6-1　术前CT

（2）术前TEE：未见左心耳血栓（图6-2）。

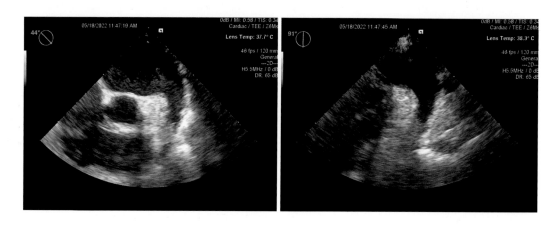

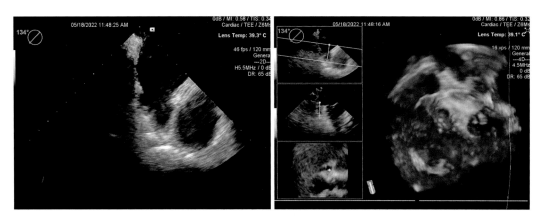

图 6-2　术前 TEE

治疗方案

术前讨论

该患者卒中风险 3 分（表 6-1），出血风险 1 分（表 6-2），符合左心耳封堵适应证，拟行射频消融 + 左心耳封堵术一站式治疗。

手术难点

左心房内径（LA）52 mm，提示左心房增大。患者曾做过射频消融术，房间隔可能因此产生瘢痕变厚、变韧，这将加大房间隔穿刺难度。左心耳远端充盈缺损，需要 TEE 进一步排查是否血栓占位。CT 示左心耳远端充盈缺损，导致三维重建无法显示远端梳状肌的情况。大开口及敞口左心耳，封堵器展开时不易挂住。

手术策略

穿刺针塑形比常规穿刺卵圆窝塑形角度大，术前 TEE 排查血栓，采用借深度操作。

手术过程

术中左心耳造影

造影显示左心耳为风向袋型，开口大且敞口，测量左心耳开口 25.4 mm × 28.9 mm，深度 23.6 mm（图 6-3）。

封堵策略分析

造影测得左心耳开口 25.4 mm × 28.9 mm，深度 23.6 mm，选择 33 mm 封堵器。体外预借 1 mm 深度；展开过程中，二借深度；展开瞬间轻柔推送钢缆卸掉张力，利用左手抵住鞘管来顶住封堵器，避免封堵器被挤出左心耳。

PASS 原则评估

1. P——位置　展开后即刻造影，封堵器远端挤在上分叶未完全展开；造影剂虽未见从器械周边的左心耳壁透过，但从造影剂回流可以看出，下肩部比理想位置略深一

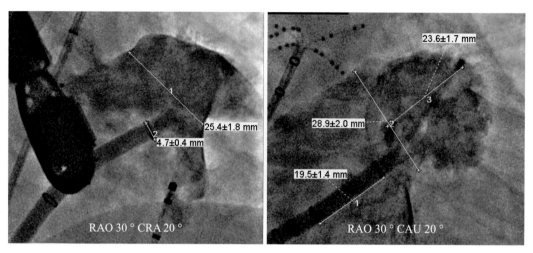

图6-3 术中左心耳造影

点。封堵器在左心耳的位置已经很深了，安全起见，此时封堵器不宜产生向前的运动；且左心耳为敞口，封堵器距离理想位置很近，一旦半回收往外移动多了，很容易要全回收。

策略一：先尝试牵拉运动使远端张开，封堵器外移——未见明显改善。

策略二：微回收，给鞘管一点顺时针的力，将下肩部移出一点——封堵器远端卡在上叶狭小空间里，微调下肩部无明显外移。

策略三：半回收，整体外移，将封堵器远端部分尖端从上分叶脱离——半回收使肩部到达理想位置（图6-4）。

再次造影显示封堵器远端张开，造影剂未从器械周边左心耳壁透过，位置理想，造影显示平口封堵（图6-5）。

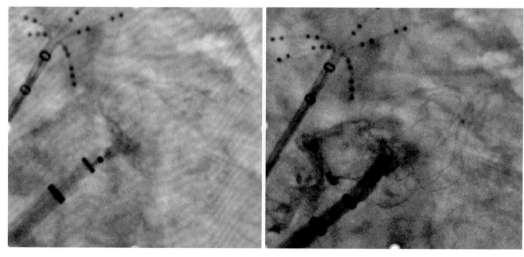

图6-4 肝位（RAO 30°+CAU20°）第一次造影　　图6-5 肝位（RAO 30°+CAU20°）第二次造影

2. A——锚定　牵拉时封堵器与左心耳同步运动，松开钢缆后即刻回弹（图6-6）。

3. S——尺寸　封堵器释放在左心耳内后，测量封堵器压缩比为21%～24%，符合PASS原则中的压缩比范围（表6-3）。

4. S——封堵　TEE下未见左心耳口部有残余分流（图6-7），符合PASS原则中的密封性要求。

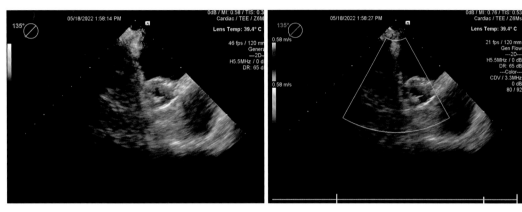

图6-6　牵拉实验　　　　　　　　　　图6-7　TEE下评估封堵

表6-3　封堵器压缩比测量

角　度	直径（mm）	压缩比（%）
0°	25	24
45°	25	24
90°	25	24
135°	26	21

小　结

左心耳深度不足时，若体外预借深度仍然不足，可在术中二借深度。敞口左心耳，封堵器展开的瞬间，钢缆轻轻往里顶一下，可卸掉钢缆往外的牵拉力。在封堵器第一次展开后，PASS评估已达到了释放标准（位置较好、牵拉稳定、压缩比24%～27%、2 mm残余分流），为了患者预后更佳、内皮化更顺利及避免远期迟发心包积液的可能，在术中又进行了封堵器位置的调整。

专家点评

该患者左心耳远端梳状肌发达，深度不够，十分具有挑战性，术者通过影像学工具对左心耳形态详细评估，预判可能出现的情况并制订策略，这是手术得以顺利实施的关键；第一次封堵器展开后远端未能完全展开，这是因倒钩过早钩住梳状肌导致，术者凭借巧妙回收调整，最终成功释放封堵器。

（中国人民解放军北部战区总医院　孙鸣宇教授）

病例 7

食管癌术后ICE指导下的单纯左心耳封堵

上海交通大学医学院附属第九人民医院　张俊峰　张宗榇

-------- 病例资料摘要 --------

病史

患者男性，71岁。阵发性房颤、心悸、胸闷半个月，射频消融术后半个月（图7-1）。高血压史，吸烟34年，食管癌术后（口服化疗药），饮酒，血糖偏高。

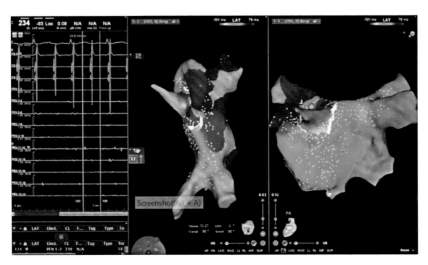

图7-1　阵发性房颤-射频消融。左肺静脉（PAF-RFCA LPV）驱动

-------- 诊断与评估 --------

诊断

阵发性房颤。

术前评估

1. 手术风险评估　使用卒中风险评分（CHA_2DS_2-VASc评分）量表（表7-1）和出血风险评分（HAS-BLED评分）量表（表7-2）进行术前评估。

表 7-1　卒中风险评分

CHA$_2$DS$_2$-VASc	评分
慢性心力衰竭/左心功能不全（C）	0
高血压（H）	1
年龄≥75岁（A）	0
糖尿病（D）	0
卒中/TIA/血栓栓塞（S）	0
血管性疾病（V）	0
年龄65～74岁（A）	1
女性（Sc）	0
合计	2

表 7-2　出血风险评分

HAS-BLED	评分
高血压（H）	1
肝、肾功能不全（A）	0
卒中（S）	0
出血（B）	0
异常INR值（L）	0
年龄＞65岁（E）	1
药物或饮酒（D）	1
合计	3

2. 术前影像检查

（1）术前经胸超声心动图示左心房内径（LA）为32 mm，左心室舒张期末内径（LVDd）为46 mm，左心室射血分数（LVEF）为65%。

（2）术前CTA：患者的左心耳类型为中低位鸡翅型，上缘囊袋，下缘分叶。因此房间隔穿刺点需要利用翅尖深度，尽量靠下、靠后。CTA测得左心耳开口19～21 mm（图7-2）。拟用24 mm或27 mm的塞式封堵器，封堵器上缘卡入囊袋，封堵器下缘露肩，保

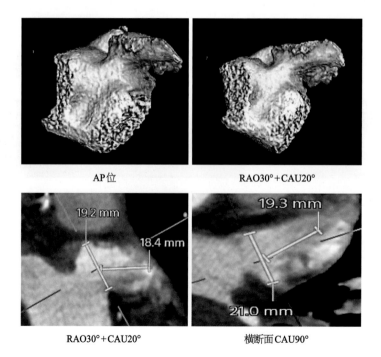

AP位　　　　　　　　　　RAO30°+CAU20°

RAO30°+CAU20°　　　　　横断面CAU90°

图7-2　术前CTA分析左心耳形态

证术中安全性及有效性。应注意，由于患者左心房偏小，为安全操作，穿刺成功后进穿刺鞘覆盖穿刺针并逆时针旋转鞘管使其远端朝前，降低损伤左心房后壁的风险。

治疗方案

患者射频消融术后，原发性高血压 3 级（很高危），食管癌术后。

病史特殊点为，患者食管癌术后，消化道出血风险的增加；且处于肿瘤化疗中，血栓形成风险增加；患者抗凝药物依从性差，服用利伐沙班心理压力大，自觉服药后不适。与患者充分沟通后，拟行左心耳封堵术。由于是食管癌术后患者，禁用 TEE，拟行心腔内超声指导。患者左心房偏小，需要术者谨慎操作鞘管。

手术过程

心腔内超声（intracardiac echocardiography, ICE）指导下房间隔穿刺

ICE 指导，靠下穿刺房间隔，成功后给予足量肝素抗凝，并保持 ACT 数值于 250 ~ 350 s（图 7-3）。

再次建立房间隔通路送 ICE 导管至左心房（left atrial, LA）。WATCHMAN 导引鞘与 ICE 导管从不同位点穿刺送入 LA（图 7-4）。

ICE 观察左心耳形态大小，且再次检查左心耳内无血栓形成（图 7-5），可以继续封堵手术。

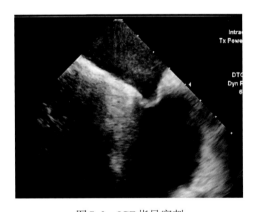

图 7-3 ICE 指导穿刺

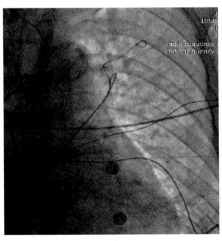

PA 位

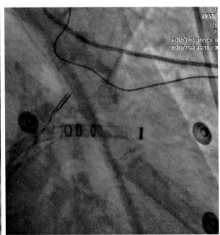

RAO30°+CAU20°

图 7-4 双通路送入导管

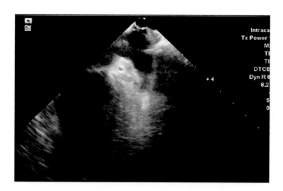

图 7-5 ICE 探查血栓

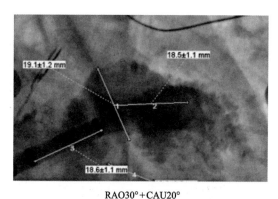

RAO30°+CAU20°

图 7-6 术中肝位造影

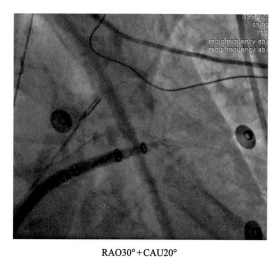

RAO30°+CAU20°

图 7-7 封堵器展开

DSA 下测量左心耳大小

造影前测量左心房压力为 18 mmHg，且由 DSA 造影可知穿刺点良好、鞘管轴向佳，测得左心耳开口 19.1 mm、深度 18.5 mm（图 7-6）。结合 CTA（19～21 mm）、ICE（最大 21 mm）综合考量，且深度足够，遂选择 27 mm 的封堵器进行封堵以保证足够的压缩比和稳定性。

封堵器展开

输送系统定位后，退鞘锁合，然后缓慢退鞘展开封堵器，展开初应给予鞘管一定顺时针的力，使其顺应鸡翅型左心耳形态，更为安全；退鞘至封堵器肩部介于远端两个 MARK 之间，此时可给予鞘管逆时针的力，以减少露肩（图 7-7）。

PASS 原则评估

评估 P——位置。展开后 ICE 观察 WATCHMAN 封堵器位置，上缘坐于囊袋处，下缘少许露肩，位置情况良好（图 7-8）。

评估 A——锚定。退鞘至鞘管远端距离伞底面约 2 cm 左右，进行牵拉测试，在 DSA 与 ICE 下同时观察封堵器稳定性，牵拉稳定（图 7-9）。

评估 S——尺寸。DSA（正足位 30°，切线位）测量压缩比为 22%（图 7-10）。ICE 下（二尖瓣环位切面，类 TEE135°）测量压缩比，压缩比良好。

评估 S——封堵。ICE、彩色多普勒及 DSA 均显示无任何残余分流（图 7-11）。满足 PASS 原则，完美封堵。

封堵器释放

术前结合 CTA 影像充分分析，制订良好封堵策略，术中结合 ICE 与 DSA，

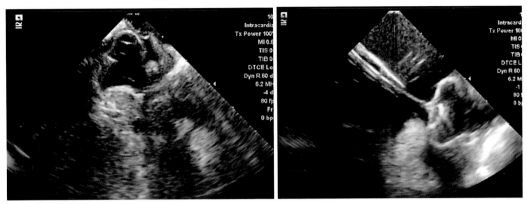

左上肺静脉，类TEE45°　　　　　　　　二尖瓣环，类TEE135°

图7-8　ICE下观察封堵器位置

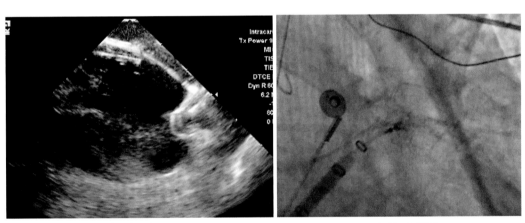

左心房顶部，类TEE90°　　　　　　　　RAO30°＋CAU20°

图7-9　牵拉影像截图

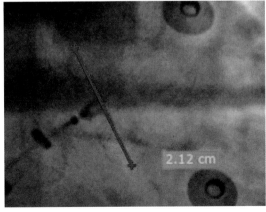

0°＋CAU30°

图7-10　切线位测量压缩比

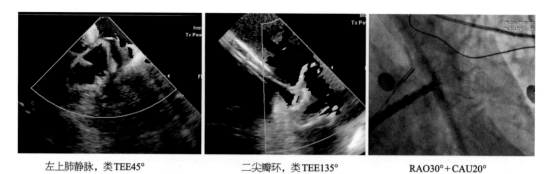

左上肺静脉，类TEE45°　　　二尖瓣环，类TEE135°　　　RAO30°＋CAU20°

图7-11　ICE和DSA下无残余分流

精细操作，一次展开成功，完美封堵（图7-12）。

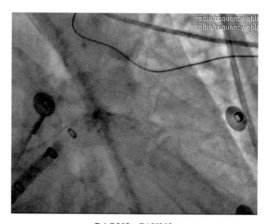

RAO30°＋CAU20°

图7-12　封堵器释放

确认无心包积液

ICE观察左心室底部与右心室底部无心包积液（图7-13）。

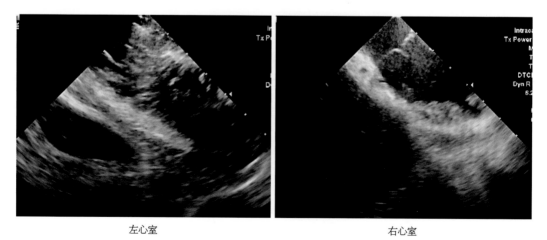

左心室　　　　　　　　　　　右心室

图7-13　ICE下观察心包积液

术后情况

术后用药

利伐沙班 15 mg，每日 1 次，抗凝 2 个月；胺碘酮 200 mg，每日 1 次，2 个月；雷贝拉唑 20 mg，每日 1 次，1 个月。

随访

术后无心房颤动发作。

小　　结

手术经验

该患者因食管癌术后，无法经 TEE 指导，但为了安全和封堵效果遂采用 ICE 指导封堵；房间隔穿刺点和鞘管轴向是左心耳封堵制胜的关键。术前利用 CTA 影像分析，该患者左心耳为鸡翅型，术前判断穿刺点应尽量靠下、靠后，所以术中获得了很好的鞘管轴向，使封堵更顺利。该患者左心房偏小，穿刺时需更加谨慎细微，穿刺成功后逆时针转动鞘管使远端朝向前壁，也减小了损伤左心房后壁的风险。ICE 指导左心耳封堵术减少了射线曝光量与造影剂的用量，为患者提供了更好的保护，绿色且安全。

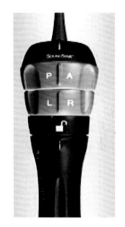

图 7-14　ICE 导管

ICE 术式介绍

1. Soundstar 导管特性　管身有 90 cm 工作长度，周径 10F（1 mm=3F）；通常经 11F 短鞘进入右心系统，尾线货号 CG2025CT（图 7-14）。手柄四向 160° 打弯，可从任意角度观察心脏，张力微调技术支持下可保持弯度，超声下判断前后（图 7-15）。

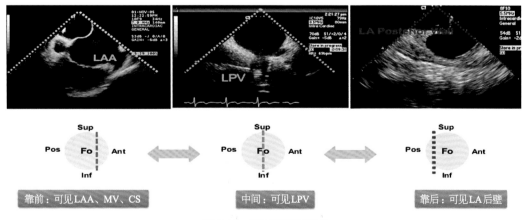

图 7-15　ICE 判断穿刺点

Fo，卵圆窝；Sup，上；Ant，前；Inf，下；Pos，后；LAA，左心耳；MV，二尖瓣；CS，冠状窦；LPV，左肺静脉；LA，左心房

2. ICE切面与TEE对应关系 见图7-16。

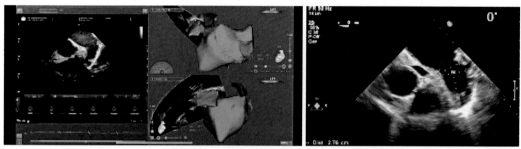

左心房中部，此时是ICE0°切面类似于TEE0°
ICE135°基础上，PA位下导管调整弯型送至两肺间或左下肺口部，加R弯微调

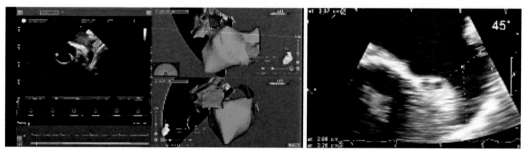

LSPV或者LSPV口部，此时是ICE135°切面类似于TEE45°
导管松P弯，扇面旋转至看到主动脉，PA位下将导管送至LSPV口部，看到左心耳，打R弯

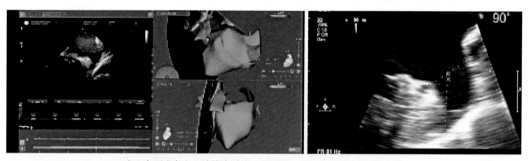

左心房顶或者右上肺静脉后壁，此时是ICE90°切面类似于TEE90°
导管送入左心房中部，扇面旋转至看到二尖瓣，打P弯，结合扇面与左心耳关系微调

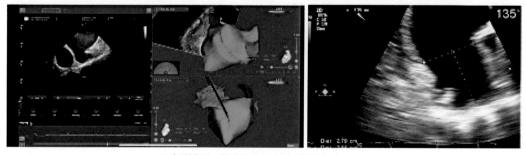

二尖瓣瓣环，此时是ICE45°切面类似于TEE135°
解锁松弯回撤至左心房中部，扇面旋转至看到右肺后壁，打P弯至二尖瓣环，打R弯，结合逆时针转ICE导管

图7-16 ICE与TEE对应关系

LSPV，左上肺静脉

3. ICE 与 TEE 术式对比

（1）安全性：2020 年 JACC 发表的一项加拿大的前瞻性研究显示，在接受 TEE 介入治疗的患者中，大多数患者会出现各种形式的食管或胃损伤：随机损伤 43/50（86%），复合损伤 20/50（40%），吞咽困难/疼痛为 50%。

（2）血栓探查：2014 年发表了一篇评估 ICE 与 TEE 在探查左心耳（LAA）和右心耳（RAA）血栓影像质量与准确性的研究，纳入 71 名患者，结果显示 ICE 的影像质量与判断血栓的准确性更好。71 名患者中共 4 名患者诊断出血栓，1 名患者 ICE 和 TEE 均检测出血栓，且 ICE 准确判断出另外 3 名 TEE 检查判定无血栓的患者存在血栓。

（3）临床优势：采用局麻可避免高龄患者全麻难苏醒及其他全麻后遗症，避免食管损伤，适用于 TEE 禁忌证的患者。手术涉及更少的导管室人员，无需麻醉师和超声师，全程心内科介入医师操作，ICE 术式可提升导管室周转效率，减少手术换台、麻醉和苏醒的时间，降低射线量，绿色消融一站式手术。

专家点评

这是一个完整性很强的病例，术前 CTA 评估全面，对于食管癌术后 TEE 禁忌证的患者选择 ICE 指导下进行封堵，考虑很周到，结果也十分优秀。对于远端分叶展开不完全的案例，肝位基础上加大右前斜造影角度，可能会获得更好的左心耳影像；ICE 进入左心房观察左心耳的抉择也考虑得很细致，影像清晰度和多角度指导封堵都得到了质的提升。对于术后用药，持续性房颤患者心房基质差，消融术后可以使用胺碘酮，防止空白期房性心律失常的发生；而阵发性房颤消融术后是否选择胺碘酮抗心律失常仍需要讨论。肿瘤患者血液常是高凝状态，在出血风险控制下，左心耳封堵术后要给足量抗凝药，确保术后无器械表面血栓事件发生。

（广西医科大学第一附属医院　桂春教授）

病例 8

低位反鸡翅型左心耳封堵

新疆医科大学第一附属医院　周贤惠　郭衍楷

------- 病例资料摘要 -------

病史

患者男性，58岁，BMI 30.1 kg/m²。间断头晕、心慌8个月，于2022年1月6日入院。于2021年5月因脑梗死急性期治疗后出现头晕，呈头重脚轻感，偶有心慌、气短症状；自述情绪激动后出现心慌，自觉心跳加快，持续时间数十分钟，休息后缓解。于2021年6月进一步就诊于当地某医院，诊断为心房颤动，给予利伐沙班抗凝治疗，院外规律服药，仍诉头晕不适，为进一步诊治，来我院就诊。平素健康状况良好。2021年5月在当地某医院诊断为脑梗死急性期，现长期服用阿托伐他汀20 mg，每日1次，口服。无吸毒史，否认吸烟、饮酒史，无冶游史。父亲健在；母亲已故，死于胰腺癌；兄弟姐妹6人，其中1位哥哥因胰腺癌去世，1位妹妹因煤气中毒去世。

体格检查

神志清，精神可。体温36.6℃，心率74次/分，呼吸频率20次/分，血压109/76 mmHg，体重83 kg。

实验室检查

（1）血常规：Hb 140 g/L，WBC 7.32×10^9/L，PLT 165×10^9/L。

（2）生化检查：Cr 69.7 μmol/L，K 3.61 mmol/L。

（3）pro-BNP 72 ng/L。

其他辅助检查

1. 心电图　心电图无规律波形，提示患者患有心房颤动（图8-1）。

2. 心脏超声　左心房增大，主动脉硬化并主动脉关闭不全（轻度）（图8-2）。

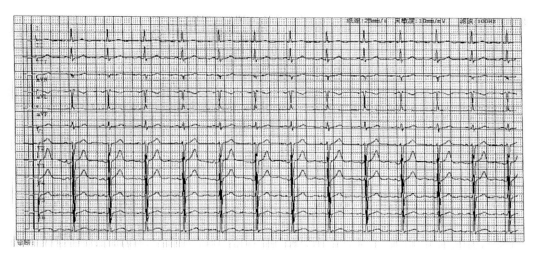

图8-1 心电图

检查结果

二维及 M型超声径线（mm）

主动脉（窦部）36	（环部）21	左心房 38	左心室舒张期末 51 收缩期末 33 室间隔9 后壁9
右心室流出道 28	右心室 19	右心房 36	肺动脉 25 室壁运动评分 1

多普勒结果（速度：m/s，压力：mmHg）

MV-E 0.55　　MV-A 0.72　MV-E/A 0.76　MV-E/e' 7.33

MR I　　　　TR I　　　　AR I　　　　PR I

心功能测定

FS（%）35　　　　EF（%）64　SV（mL）80　CO（L/min）6.85

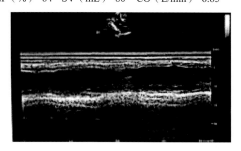

超声所见：

心房正位，心室右袢。左心房偏大，余房室腔均不大。

左心室壁及室间隔未见肥厚，心室壁增厚率正常，静息状态下未见节段性运动异常。

主动脉壁回声增强，瓣叶局部回声增强，开放无受限，关闭欠佳，CDFI检出舒张期轻度反流。

余瓣膜形态活动尚可，CDFI于二尖瓣及三尖瓣瓣口均检出收缩期轻度反流。

房、室间隔回声连续无中断，多普勒超声未见房、室水平分流。

大血管连接走向正常，多普勒超声未见大血管水平分流。

心包回声正常，心包腔未见液性暗区。

诊断结果：

左心房偏大；

主动脉硬化；

并主动脉瓣关闭不全（轻度）。

图8-2 心脏超声报告

诊断与评估

诊断

心房颤动。

术前评估

1. 手术风险评估 使用卒中风险评分（CHA_2DS_2-VASc评分）量表（表8-1）和出血风险评分（HAS-BLED评分）量表（表8-2）进行术前评估。

<table>
<tr><td colspan="2" align="center">表8-1 卒中风险评分</td><td colspan="2" align="center">表8-2 出血风险评分</td></tr>
<tr><td>CHA_2DS_2-VASc</td><td>评分</td><td>HAS-BLED</td><td>评分</td></tr>
<tr><td>慢性心力衰竭/左心功能不全</td><td>0</td><td>高血压（H）</td><td>0</td></tr>
<tr><td>高血压（H）</td><td>0</td><td>肝、肾功能不全（A）</td><td>0</td></tr>
<tr><td>年龄≥75岁（A）</td><td>0</td><td>卒中（S）</td><td>1</td></tr>
<tr><td>糖尿病（D）</td><td>0</td><td>出血（B）</td><td>0</td></tr>
<tr><td>卒中/TIA/血栓栓塞（S）</td><td>2</td><td>异常INR值（L）</td><td>0</td></tr>
<tr><td>血管性疾病（V）</td><td>1</td><td>年龄>65岁（E）</td><td>0</td></tr>
<tr><td>年龄65~74岁（A）</td><td>0</td><td>药物或饮酒（D）</td><td>0</td></tr>
<tr><td>女性（Sc）</td><td>0</td><td>合计</td><td>1</td></tr>
<tr><td>合计</td><td>3</td><td></td><td></td></tr>
</table>

2. 术前Truplan软件分析 Truplan重建左心耳显示为反鸡翅型。后前位观察左心耳，位置低。测量左心耳开口18~21 mm，平均开口20.1 mm（图8-3）。

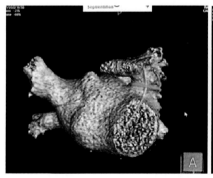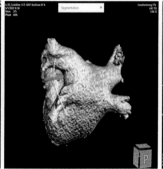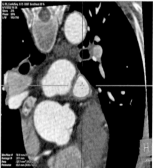

图8-3 术前Truplan软件分析

3. 经食管超声心动图检查 术前TEE测量左心耳尺寸（图8-4，图8-5，表8-3），测得左心耳血流速度为74 cm/s。

检查结果

二维及M
型超声径
线（mm）

主动脉（窦部）　（环部）　　　左心房　　　左心室舒张期末　收缩期末　室间隔　　后壁
右心室流出道　右心室　　　右心房　　　肺动脉　　　　　室壁运动评分

多普勒结果（速度：m/s，压力：mmHg）

MV-E　　　　　　MV-A　　　　　MV-E/A　　　MV-E/e'

MR　　　　　　　TR　　　　　　AR　　　　　PR

心功能测定

FS（%）　　　　EF（%）　　　SV（mL）　　CO（L/min）

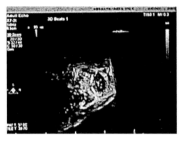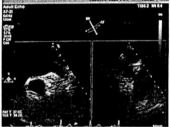

超声所见：

经食管三维超声心动图检查：

左心耳开口直径及深度

0°　直径15 mm，深度14 mm

45°　直径16 mm，深度17 mm

90°　直径16 mm，深度18 mm

135°　直径16 mm，深度22 mm

左心耳最大血流速度74 cm/s；

左心房及左心耳部血流缓慢，未见附壁血栓。

诊断结果：

经食管三维超声心动图检查：

左心房及左心耳未检出附壁血栓

图8-4　TEE报告

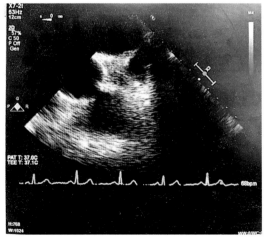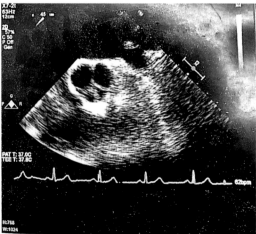

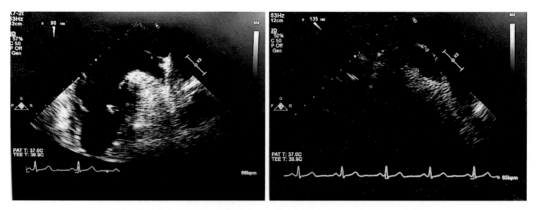

图8-5　术前TEE

表8-3　TEE下左心耳测量

角　度	开口（mm）	深度（mm）
0°	15	14
45°	16	17
90°	16	18
135°	16	22

治疗方案

　　患者卒中风险评分3分（表8-1），出血风险评分1分（表8-2），符合左心耳封堵术患者适应证，临床拟行射频消融术＋左心耳封堵术，对于射频消融后需要重新穿刺解决低位反鸡翅型左心耳的轴向问题，封堵时逆时针旋转鞘管，使其轴向朝上，展开过程中减小逆时针的力，封堵器下缘能够坐稳的同时减小下缘露肩程度。

手术过程

术中左心耳造影

　　造影显示左心耳为反鸡翅型，左心耳测量示开口20.9 mm，深度23.5 mm（图8-6），选择24 mm封堵器。

术中操作

　　由于左心耳开口20.9 mm，深度23.5 mm，因此选择24 mm封堵器（图8-7）。封堵策略拟为轴向稍高，逆时针旋转鞘管至左心耳远端，允许下缘露肩。

PASS原则评估

　　TEE各角度下均无残余分流，最大露肩2 mm，压缩比16%～17%，四腔心切面未见积液，符合PASS原则（图8-8）。

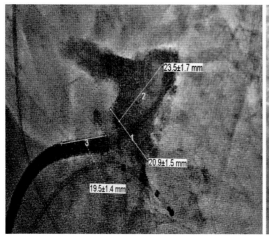
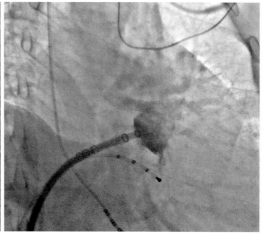

| 图 8-6　术中左心耳造影 | 图 8-7　肝位（RAO 30°＋CAU20°）造影 |

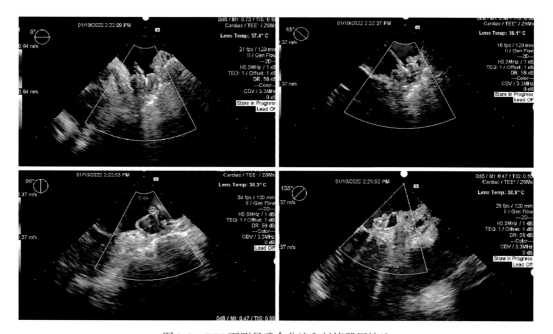

图 8-8　TEE 下测量残余分流和封堵器压缩比

术后情况

术后用药

利伐沙班 20 mg，每日 1 次。

盐酸胺碘酮 0.2 g，每日 3 次；服用 1 周后改为 0.2 g，每日 2 次；自第三周始后改为 0.2 g，每日 1 次，服用至术后 3 个月。

阿托伐他汀 20 mg，每日 1 次。

拜阿司匹林 100 mg，每日 1 次（注意有无鼻出血、牙龈出血、黑便等消化道出血症状，若有上述症状及时就诊）。

随访

TEE左心耳封堵介入术后，封堵器形态及位置良好，CDFI未探及异常分流（图8-9，图8-10）。

检查结果

| 二维及M型超声径线（mm） | 主动脉（窦部） | （环部） | 左心房 | 左心室舒张期末 | 收缩期末 | 室间隔 | 后壁 |
| | 右心室流出道 | 右心室 | 右心房 | 肺动脉 | 室壁运动评分 | | |

多普勒结果（速度：m/s，压力：mmHg）

| MV-E | MV-A | MV-E/A | MV-E/e' |
| MR | TR | AR | PR |

心功能测定

| FS（%） | EF（%） | SV（mL） | CO（L/min） |

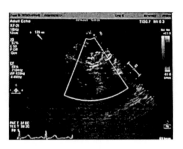

超声所见：

经食管三维超声心动图检查：

左心耳介入封堵术后，封堵器形态及位置良好，CDFI未探及异常分流。

诊断结果：

经食管三维超声心动图检查：

左心耳介入封堵术后；

封堵器形态及位置良好。

图8-9 随访TEE报告

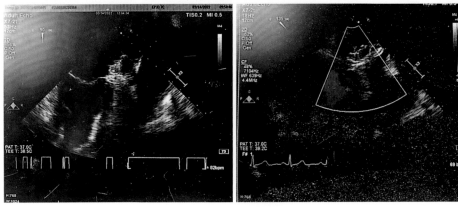

图8-10 术后随访TEE

小　　结

手术难点及亮点。术前Truplan分析左心耳为典型低位反鸡翅左心耳，需要思考射频消融的穿刺位置对于行左心耳封堵是否合适，反鸡翅型左心耳封堵对于鞘管操作技巧要求较高。

专家点评

该患者卒中、出血评分较高，属于左心耳封堵术的适应证，术前使用Truplan软件评估更准确，贴近实际造影，反鸡翅型左心耳展开过程中的鞘管先逆时针旋转送至左心耳远端，展开过程中缓慢减小逆时针的力，使其下缘能够更多地坐进左心耳内，减小下缘露肩程度，是一例精彩的反鸡翅封堵案例。术后45天随访TEE，无残余分流、无器械栓塞，可以将利伐沙班调整为双抗。

（郑州大学附属郑州中心医院　宋昆鹏教授）

第二次房间隔穿刺，使右环消融更顺手，但低位反鸡翅型左心耳穿刺时可以靠下、靠前穿刺，好的轴向可以降低手术操作难度，术后45天随访TEE，无残余分流、无器械栓塞，可以将利伐沙班调整为双抗。

（河北医科大学第二医院　谢瑞芹教授）

病例 9

中间分叶大折角鸡翅型左心耳封堵

柳州市工人医院　何柳平

-------------------- 病例资料摘要 --------------------

病史

患者男性，72岁。因反复胸闷、心悸7年余，再发心悸伴气促7小时入院。尚可平卧，无端坐呼吸。高血压6年未服用抗高血压药物，2016年7月亚急性期脑梗死，2016年、2019年分别2次经皮冠状动脉介入治疗（percutaneous coronary intervention, PCI）。

体格检查

血压123/73 mmHg，颈静脉轻度充盈，两肺散在湿啰音，心界无扩大；心率125次/分，心律不齐；第一心音强弱不等，各瓣膜听诊区未闻及病理性杂音；双下肢无水肿。

实验室检查

（1）血常规：Hb 96 g/L，WBC 8.1×10^9/L，PLT 165×10^9/L。

（2）生化检查：Cr 92 μmol/L，K 3.95 mmol/L。

（3）cTNT 0.048 μg/L。

（4）pro-BNP 25 804 pg/L。

其他辅助检查

入院心电图显示心房颤动伴快速心室率（图9-1），提示可能为房颤患者。

-------------------- 诊断与评估 --------------------

诊断

冠心病，冠脉支架植入术后，心功能2～3级，阵发性房颤，频发性房性期前收缩，陈旧性脑梗死，颈动脉硬化。

术前评估

1. 手术风险评估　使用卒中风险评分（CHA_2DS_2-VASc评分）量表（表9-1）和出血风险评分（HAS-BLED评分）量表（表9-2）进行术前评估。

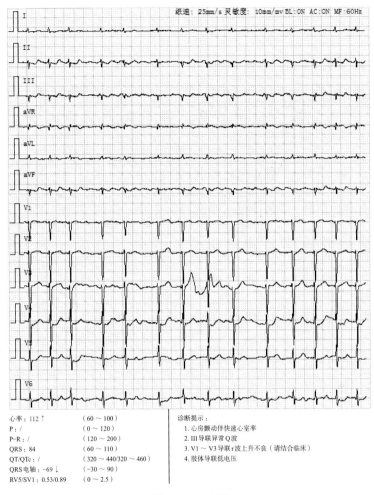

心率：112 ↑　　（60～100）

P：/　　　　　（0～120）

P-R：/　　　　（120～200）

QRS：84　　　（60～110）

QT/QTc：/　　（320～440/320～460）

QRS电轴：-69 ↓　（-30～90）

RV5/SV1：0.53/0.89　（0～2.5）

诊断提示：

1. 心房颤动伴快速心室率

2. III导联异常Q波

3. V1～V3导联r波上升不良（请结合临床）

4. 肢体导联低电压

图 9-1　心电图

表 9-1　卒中风险评分

CHA₂DS₂-VASc	评分
慢性心力衰竭/左心功能不全	0
高血压（H）	1
年龄≥75岁（A）	0
糖尿病（D）	0
卒中/TIA/血栓栓塞（S）	2
血管性疾病（V）	0
年龄65～74岁（A）	1
女性（Sc）	1
合计	5

表 9-2　出血风险评分

HAS-BLED	评分
高血压（H）	1
肝、肾功能不全（A）	0
卒中（S）	1
出血（B）	0
异常INR值（L）	0
年龄＞65岁（E）	1
药物或饮酒（D）	0
合计	3

2. 术前影像检查

（1）术前CT：CT模拟术中造影角度示左心耳呈大折角正鸡翅型，建议穿刺位点靠上偏中间，以充分利用鸡翅的深度（图9-2）。

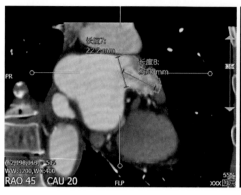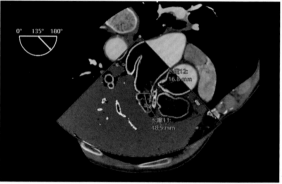

图9-2　术前增强CT

（2）TTE示左心房前后径34 mm，左心室舒张末径44 mm，EF 62%（图9-3，表9-3）。提示二尖瓣反流（少量），三尖瓣反流（中量），肺动脉高压（轻度），左心室舒张功能降低。

超声描述：

左心室舒张末径：44 mm（35～55 mm）　　左心房前后径：34 mm（19～38 mm）
左心室收缩末径：29 mm（25～35 mm）　　右心房左右径：38 mm（＜40 mm）
室间隔厚：9 mm（6～11 mm）　　　　　　主动脉根部内径：34 mm（20～38 mm）
左心室后壁厚：9 mm（6～11 mm）　　　　主肺动脉内径：23 mm（＜26 mm）
右心室前后径：20 mm（＜24 mm）　　　　二尖瓣口血流：E/A＜1
左心室收缩功能测定：EDV：88 mL　　ESV：32 mL　　SV：56 mL　　CO：2.9 L/min
　　　　　　　　　　EF：62%　　　　FS：33%　　　HR：52次/分

1. 各心腔内径正常范围，主动脉内径正常，肺动脉内径正常。
2. 左心室壁不厚，静息状态下未见明显节段性运动异常。
3. 二尖瓣形态未见明显异常，开放尚可，关闭欠佳；三尖瓣形态未见明显异常，开放尚可，关闭不拢；余瓣膜形态及启闭未见明显异常。
4. 组织多普勒：二尖瓣环运动速度E峰小于A峰，E/A＜1。
5. 心内膜自动边缘检测：左心室壁收缩及舒张期未见明显非同步运动异常。
6. 彩色室壁动力分析：室壁色彩分层丰富，色彩分布均匀。
7. 多普勒示：收缩期二尖瓣口探及少量反流信号，三尖瓣口探及中量反流信号，最大反流速度为2.8 m/s，压差为31 mmHg；根据三尖瓣反流压差估测肺动脉收缩压约41 mmHg。
8. 心包腔未见液性暗区。

超声提示：

二尖瓣反流（少量）；
三尖瓣反流（中量）；
肺动脉高压（轻度）；
左心室舒张功能降低。

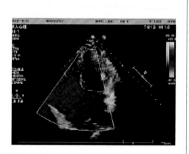

图9-3　TTE报告

表 9-3　TEE 下左心耳测量数据

角　度	开口（mm）	深度（mm）
0°	26	30
45°	20	28
90°	24	31
135°	14	18

治疗方案

该房颤患者卒中风险 5 分（表 9-1），出血风险 3 分（表 9-2），符合左心耳封堵术适应证，经临床讨论拟行一站式或其他联合术式房颤射频消融+经皮左心耳封堵术。局麻，优化式手术方式，拟选 24 mm WATCHMAN 封堵器。

手术过程

术中左心耳造影

常规肝位（RAO 30° + CAU 20°）造影示左心耳呈中间分叶大折角鸡翅型，经测量，左心耳开口 21 mm，深度 23 mm（图 9-4）。考虑到左心耳梳状肌较为发达，结合左心耳实际情况，选择 24 mm WATCHMAN 封堵器。

鞘管定位

鞘管到达既定位置（图 9-5）。

封堵器展开及造影

缓慢展开封堵器。封堵器展开后造影，露肩、无残余分流（图 9-6）。

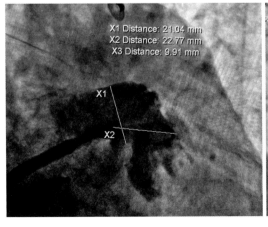

图 9-4　术中左心耳造影

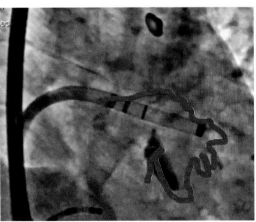

图 9-5　鞘管定位

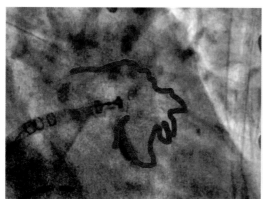
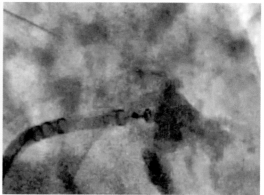

图9-6 封堵器展开及造影

PASS原则评估

评估P——位置及S——封堵。封堵器位置合适，无残余分流、无露肩（图9-7）。

评估A——锚定。牵拉测试示封堵器自动复位，无相对位移，稳定性佳（图9-8）。

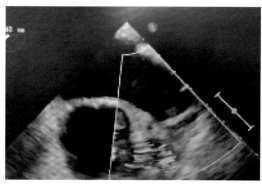
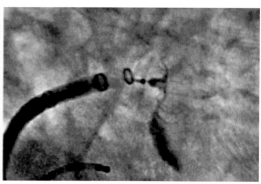

图9-7 TEE评估封堵器位置及残余分流   图9-8 牵拉测试截图

评估S——尺寸。TEE下各角度压缩比12%～16%（图9-9）。

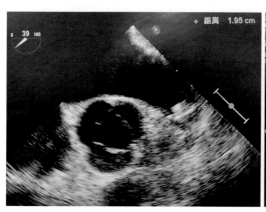
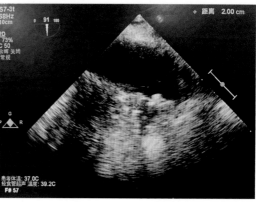

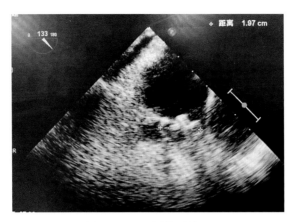

图 9-9　TEE 评估压缩比

术后情况

术后检查

患者术后心电图示窦性心律、电轴左偏，Ⅰ度房室传导阻滞，ST-T 改变（图 9-10）。

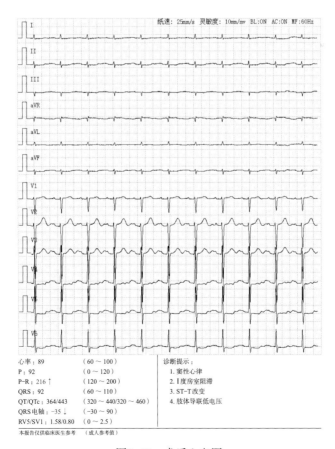

图 9-10　术后心电图

术后用药

封堵术后用药方案。利伐沙班20 mg，每日1次；阿托伐他汀20 mg，每晚1次；美托洛尔12.5 mg，每日2次；胺碘酮0.2 g，每日1次；雷贝拉唑20 mg，每日1次；螺内酯20 mg，每日1次。

随访

出院1周随访。

（1）患者无胸闷、心悸、气促等症状，一般情况良好。

（2）手术穿刺处无渗血、血肿。

（3）心电图示窦性心动过缓（图9-11）。

（4）经胸超声心动图示左心耳内封堵器在位，房室腔无明显扩大，无心包积液（图9-12）。

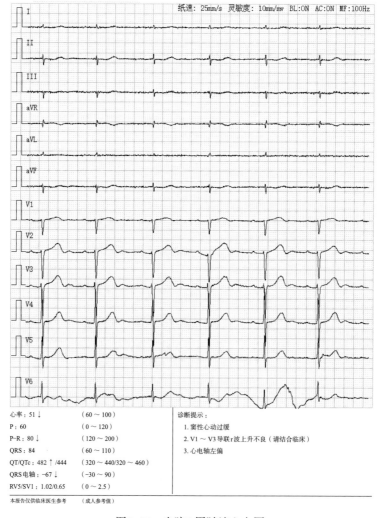

图9-11　出院1周随访心电图

超声描述：

左心室舒张末径：45 mm（35～55 mm） 左心房前后径：40 mm（19～38 mm）

左心室收缩末径：30 mm（25～35 mm） 右心房左右径：41 mm（＜40 mm）

室间隔厚：10 mm（6～11 mm） 主动脉根部内径：27 mm（20～38 mm）

左心室后壁厚：10 mm（6～11 mm） 主肺动脉内径：22 mm（＜26 mm）

右心室前后径：20 mm（＜24 mm） 二尖瓣口血流：呈单峰

左心室收缩功能测定：EDV：92 mL   ESV：36 mL   SV：55 mL   CO：2.6 L/min
　　　　　　　　EF：60%   FS：32%   HR：47次/分

1. 双房增大，余心腔内径正常范围。主动脉内径正常，肺动脉内径正常。左心耳内可见封堵器回声。
2. 左心室壁不厚，运动不协调（因心律失常所致）。
3. 二尖瓣形态未见明显异常，开放尚可，关闭欠佳；三尖瓣形态未见明显异常，开放尚可，关闭不拢；余瓣膜形态及启闭未见明显异常。
4. 组织多普勒示：二尖瓣环运动速度曲线紊乱。
5. 心内膜自动边缘检测：左心室壁收缩及舒张期呈非同步运动异常。
6. 彩色室壁动力分析：室壁色彩层次紊乱、不均匀、不连续。
7. 多普勒示：收缩期二尖瓣口探及少量反流信号，三尖瓣口探及中-大量反流信号，最大反流速度为2.8 m/s，压差为30 mmHg；根据三尖瓣反流压差估测肺动脉收缩压约45 mmHg。
8. 心包腔未见液性暗区。

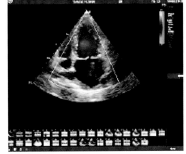

超声提示：

双房增大；

二尖瓣反流（少量）；

三尖瓣反流（中-大量）；

肺动脉高压（轻度）；

左心室射血分数：60%。

图9-12　出院1周随访超声检查报告

小　结

手术难点及亮点

本例中间分叶大折角鸡翅型左心耳，下缘颈部较短，容易露肩过多。

手术策略

深度与轴向兼得的顺逆结合。① 左心耳有细小分叶，猪尾型血管造影导管顺时针探寻中间小分叶。注意造影清晰，寻找小叶，不要轻易下无小叶结论。② 顺时针转动鞘管，利用小叶深度。展开后逆时针转动鞘管使鞘管此时尽量与左心耳同轴，减少下缘露肩。同时展开过程要缓慢，鞘管切忌回撤太快使封堵器还未充分自适膨胀即滑落些许，导致露肩过多。要待封堵器远端已张开且与梳状肌充分作用后鞘管再加带逆时针力。③ 调整用药方案为利伐沙班20 mg，每日1次；阿托伐他汀20 mg，每晚1次；美托洛尔12.5 mg，每日2次；雷贝拉唑20 mg，每日1次。

专家点评

术者对LAAC的适应证选择很好，术前检查做得非常充分，TEE和CT评估很充分且做了术前的封堵策略分析，此病例左心耳折角大，深度浅，封堵的难度大，最后封堵效果有小欠缺，封堵器放置得偏深一些，左心耳上缘有残腔存在。选择更大的封堵器，靠外放置有可能会达到更好的封堵效果。对于这种深度不足的左心耳，可尝试在展开瞬间利用二次借深度来减少露肩的情况。一般情况下术前做过TEE的患者，术后由于食管超声的不适感较强，不太愿意再次做食管超声，我们中心更倾向做三维CT的随访来判断残余分流和器械表面血栓的情况。

（海军军医大学第一附属医院　赵仙先教授）

病例 10

超大浅左心耳封堵

楚雄州人民医院　胡永平

病例资料摘要

患者男性，71岁，咳嗽、胸闷、乏力20余天，既往高血压病史，冠心病，经皮冠状动脉介入治疗（percutaneous coronary intervention, PCI）术后，心房颤动40余年，右眼失明。

诊断与评估

诊断

持续性房颤，慢性心力衰竭，心功能2～3级，高血压。

术前评估

1. **手术风险评估**　使用卒中风险评分（CHA_2DS_2–VASc评分）量表（表10–1）和出血风险评分（HAS–BLED评分）量表（表10–2）进行术前评估。

表10–1　卒中风险评分

CHA_2DS_2-VASc	评分
慢性心力衰竭/左心功能不全	1
高血压（H）	1
年龄≥75岁（A）	0
糖尿病（D）	0
卒中/TIA/血栓栓塞（S）	0
血管性疾病（V）	0
年龄65～74岁（A）	1
女性（Sc）	0
合计	3

表10–2　出血风险评分

HAS-BLED	评分
高血压（H）	1
肝、肾功能不全（A）	0
卒中（S）	0
出血（B）	0
异常INR值（L）	0
年龄＞65岁（E）	1
药物或饮酒（D）	1
合计	3

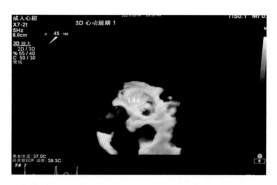

图10-1　术前TEE

2. 经食管超声心动图检查　左心房及左心耳内未见血栓，无心包积液（图10-1）。TEE下左心耳测量数据，最大开口直径24 mm，最大深度28 mm（表10-3），射血分数（ejection fraction, EF）为64%。

表10-3　TEE下左心耳测量数据

角度	开口（mm）	深度（mm）
0°	20	28
45°	21	28
90°	18	22
135°	24	21

治疗方案

该患者卒中风险3分（表10-1），出血风险3分（表10-2），符合左心耳封堵术适应证，临床拟行TEE指导下左心耳封堵术。

手术过程

术中左心耳造影

造影显示左心耳为敞口鸡翅型，测量外口28 mm，深度18 mm（图10-2）。预计选择33 mm封堵器。

封堵策略分析

左心耳开口28 mm，选择33 mm封堵器。左心耳壁光滑，需要多次牵拉验证。翅尖为不可用空间，需要在颈部多次借深度，利用左手抵住鞘管来顶住封堵器，避免封堵器展开时移位。

工作体位下第一次展开，造影显示下缘露肩（图10-3）。

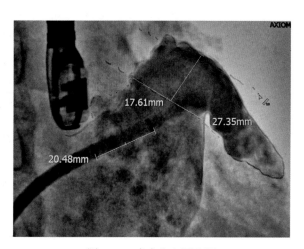

图10-2　术中左心耳造影

牵拉后正足位造影显示露肩过多，伞器不稳（图10-4）。考虑原因为体外未借深度，逆时针不够。

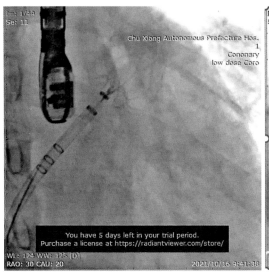

图 10-3　工作体位造影

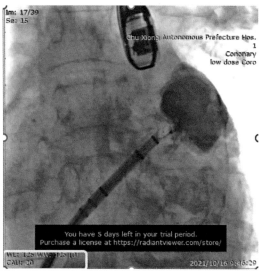

图 10-4　正足位造影

第二次工作体位下展开，伞器位置理想，准备评估PASS原则（图10-5）。

PASS原则评估

首次牵拉轻微移位，再次牵拉稳定，封堵器相对原尺寸压缩21% ～ 24%，无残余分流，达到封堵效能，释放封堵器（图10-6，图10-7，图10-8，图10-9）。无明显心包积液，手术结束。

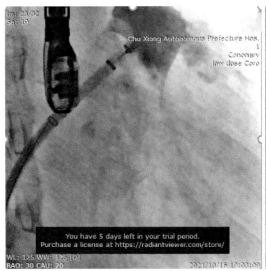

图 10-5　第二次工作体位造影

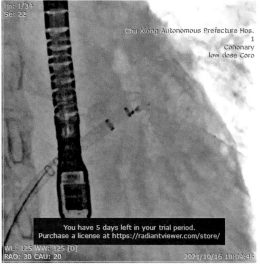

图 10-6　PASS原则-牵拉

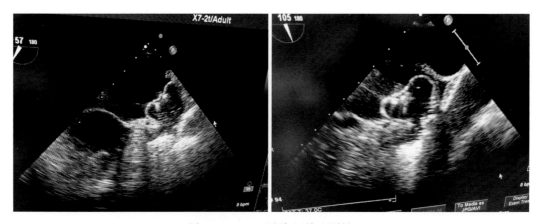

图10-7　PASS原则-压缩比测量

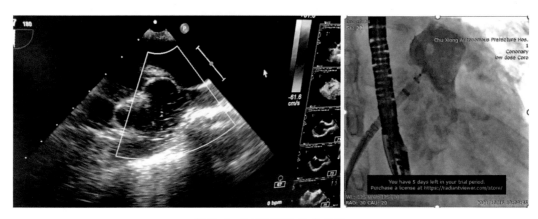

图10-8　PASS原则-残余分流

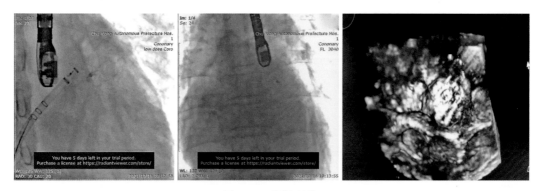

图10-9　器械释放

术后情况

术后用药

抗凝方案为利伐沙班20 mg，每日1次。

随访

左心耳CT成像示内皮化完全（图10-10，图10-11）。

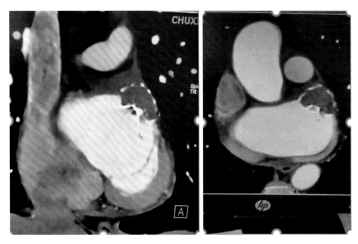

图10-10　随访CT

CT号	
申请科室	内科门诊
检查部位	心脏三维成像（平扫+增强+成像+三维重建）

影像学所见

心脏三维成像（平扫+增强+成像+三维重建）

1. 心房正位，心室右袢，房室连接关系正常，左心室横径约46 mm，左心室心肌厚度约9 mm；左心室充盈欠佳。左右心房增大，左心房最大横径约40 mm，右心房最大横径约52 mm。左心耳封堵术后，封堵器与周围组织贴合紧密、无移位，塑形好，封堵器边缘无残余分流，封堵器远端左心耳内未见造影剂填充。
2. 主动脉位于肺动脉右前方，之间未见交通。胸主动脉显影好，升主动脉直径约39 mm，降主动脉直径约24 mm，主肺动脉直径约22 mm，右肺动脉直径约19 mm，左肺动脉直径约17 mm。
3. 冠状动脉起源、走行正常，左侧冠状动脉见条状高密度影。两侧肺静脉汇入左心房，上下腔静脉入右心房，内脏位置正常。
4. 附见：纵隔淋巴结显示个别肿大、钙化。

影像学诊断

1. 左心耳封堵术后改变，封堵器远端左心耳内未见造影剂填充。
2. 左侧冠状动脉PCI术后改变。
3. 左、右心房增大。
4. 左心室舒张功能减低。
5. 附见：纵隔淋巴结显示，个别肿大、钙化。

图10-11　术后CT报告单

小　结

手术难点及亮点，左心耳比较光滑，梳状肌少；术中需要多次借深度；前端为不可用空间；鞘管需全程保持逆时针力，避免下缘露肩过多。

专家点评

该病例适应证明确，左心耳形态呈鸡翅型，开口为敞口且很大，远端鸡翅空间窄并且无法利用，鸡翅转折点刁钻。只能运用鸡翅颈部进行封堵。释放深度利用完全，技巧成熟，最终封堵效果符合PASS原则。

（天津医科大学总医院　蔡衡教授）

病例 11

未完待续的房颤卒中预防之路

海军军医大学第一附属医院　黄松群

病例资料摘要

病史

患者男性，81岁。反复心悸、胸闷20年。突发意识丧失1小时。2016年因心绞痛行冠脉支架植入术，术后给予双抗；2017年因咯血就诊，诊断为支气管扩张；2018年4月脑血管科诊断为左侧额叶梗死（前循环）。复查冠状动脉CT血管造影（computed tomography angiography, CTA），提示冠状动脉通畅，改为阿司匹林单抗。

辅助检查

脑梗死2个月后经食管超声测量左心耳大小（表11-1）。

表 11-1　TEE下左心耳数据测量

角　度	开口（mm）	深度（mm）
0°	30	24
45°	26	26
90°	28	22
135°	28	24

诊断与评估

诊断

持续性房颤，冠状动脉粥样硬化性心脏病，稳定型心绞痛，冠脉支架植入术后，脑梗死后遗症，支气管扩张伴出血。

术前评估

1. 手术风险评估　使用卒中风险评分（CHA_2DS_2-VASc评分）量表（表11-2）和出血风险评分（HAS-BLED评分）量表（表11-3）进行术前评估。

表 11-2 卒中风险评分

CHA₂DS₂-VASc	评分
慢性心力衰竭/左心功能不全	0
高血压（H）	0
年龄≥75岁（A）	2
糖尿病（D）	0
卒中/TIA/血栓栓塞（S）	2
血管性疾病（V）	1
年龄65～74岁（A）	0
女性（Sc）	0
合计	5

表 11-3 出血风险评分

HAS-BLED	评分
高血压（H）	0
肝、肾功能不全（A）	0
卒中（S）	1
出血（B）	1
异常INR值（L）	0
年龄＞65岁（E）	1
药物或饮酒（D）	1
合计	4

2. 术前影像检查　TEE下不同角度测量左心耳开口大小（图11-1）。

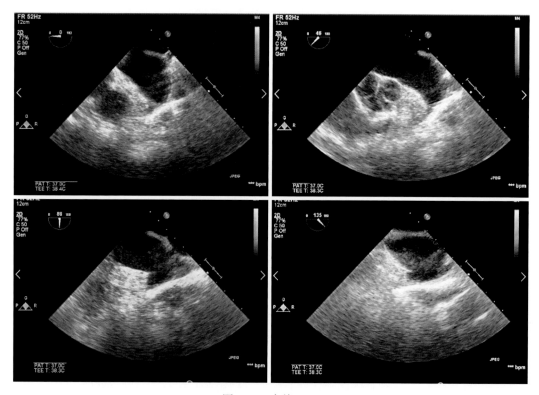

图 11-1　术前TEE

治疗方案

　　该患者卒中风险5分（表11-2），出血风险4分（表11-3），符合左心耳封堵术适应证，患者年纪较大，可能存在认知障碍性，建议行经皮左心耳封堵手术；麻醉方式为全麻，术中监测激活全血凝固时间（activated clotting time of whole Blood, ACT）为300～350 s，左心房压为13 mmHg，采用标准式手术方式，拟选30 mm WATCHMAN封堵器。

手术过程

第一次术中左心耳造影

根据左心耳测量结果，选择WATCHMAN 33 mm封堵器。穿刺点偏高，左心耳有3个分叶（图11-2），首先选择从中叶展开封堵器。TEE 135°下观察到封堵器下缘露肩较大，选择更换为ACP封堵器（图11-3）。

第二次术中左心耳造影

使用30 mm ACP仍无法固定（图11-4）。手术暂时放弃，同时术后采用利伐沙班15 mg，每日1次，长期抗凝。

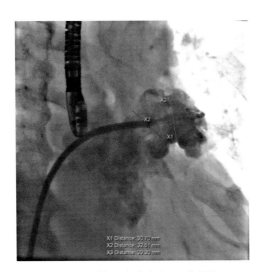

图11-2　第一次术中左心耳造影

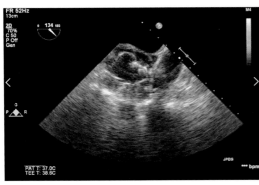
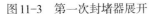

图11-3　第一次封堵器展开

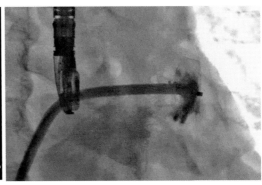

图11-4　第二次术中左心耳造影

2个月后再次行LAAC

再次手术术前TEE评估左心耳（图11-5）。

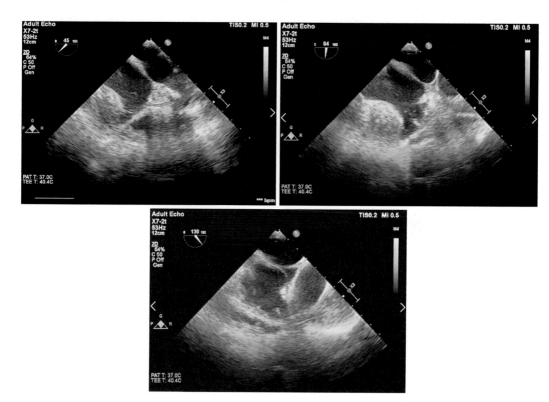

图11-5 再次手术术前TEE

再次手术第一次术中造影

穿刺点更低，采用封堵器在下叶展开的策略（图11-6）。

顺时针使鞘管进入下叶（图11-7）。

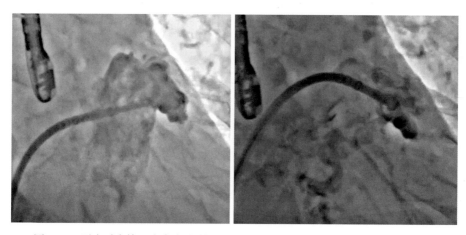

图11-6 再次手术第一次术中造影　　图11-7 导引系统进入左心耳下叶

再次手术时展开封堵器

展开封堵器后造影（图11-8），上缘有残余漏，下缘有露肩。

再次选择从上叶进行封堵器展开（图11-9）。由于深度浅，采用了借深度的操作（图11-10，图11-11）。

PASS原则评估

封堵器展开后，DSA下无法观察到封堵器下缘的情况，术中采用TEE进行评估。

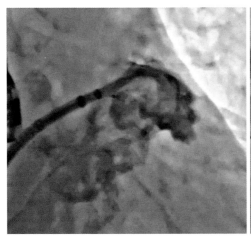

图11-8　第一次封堵器展开

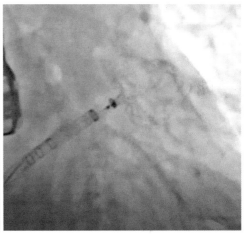

图11-9　第二次封堵器展开

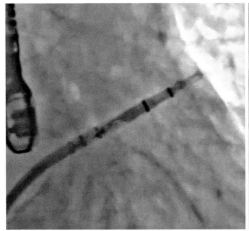

图11-10　借深度操作

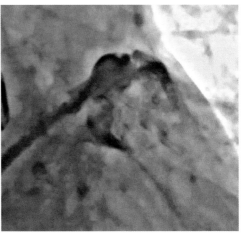

图11-11　第二次展开后TEE造影

TEE 45°及90°下观察，无残余分流，封堵效果佳（图11-12，图11-13）。

TEE 135°下无残余分流，压缩比9%，露肩近一半（图11-14）。

TEE三维下观察封堵效果，有少量残余分流，牵拉稳定，满足PASS原则，释放封堵器（图11-15）。

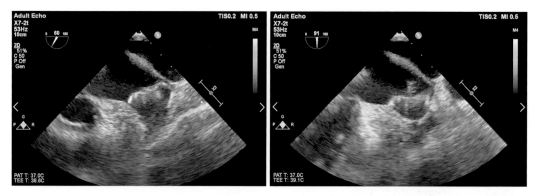

图 11-12　TEE 45°　　　　　　　　　　图 11-13　TEE 90°

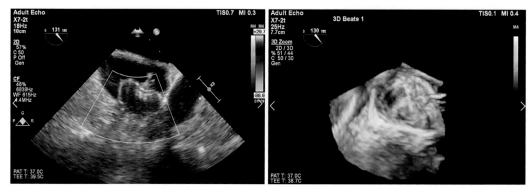

图 11-14　TEE 135°　　　　　　　　　图 11-15　三维彩超

术后情况

术后用药

抗凝方案选用利伐沙班15 mg，每日1次，抗凝半年。

随访

半年后（2019年2月）进行CTA随访，发现封堵器下后缘还是存在一定的残余漏（图11-16）。与患者沟通后，改为阿司匹林单抗。

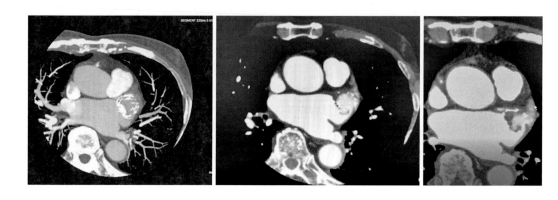

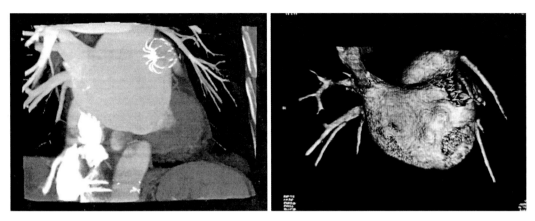

图 11-16　随访CTA

　　患者于2019年11月再发卒中（后循环）。CTA检查发现封堵器依然存在残余漏（图11-17）。

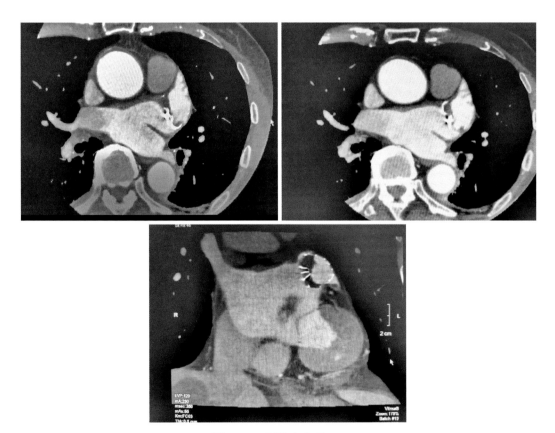

图 11-17　再发卒中后CTA

———————————————— 专家点评 ————————————————

这个病例非常精彩，是值得大家去思考的病例，同时也是一个比较有挑战的病例。从三维超声上来看，封堵器下缘未被膜覆盖到，露肩较多。左心耳内部上缘空间较小，可以考虑选择小一号的封堵器来进行手术。术后再次发生卒中，可以尝试使用弹簧圈来将残余漏封堵完全。目前来看抗凝治疗仍然是最有效的方式。

（宁波市第一医院　储慧民教授）

病例 12

大囊袋菜花型左心耳封堵

上海市第六人民医院　李京波　全　贤

病例资料摘要

病史

患者男性，72岁。既往有糖尿病，卒中史、冠心病史。

辅助检查

术前检查无血栓。

诊断与评估

诊断

阵发性房颤。

术前评估

该患者患有糖尿病、卒中、血管性疾病，年龄在65～74岁，卒中风险（CHA$_2$DS$_2$-VASc量表）评分为5分（表12-1）；有药物和饮酒史，出血风险（HAS-BLED量表）评分为3分（表12-2），符合左心耳封堵术适应证，经临床决定拟行左心耳封堵术。

表 12-1　卒中风险评分

CHA$_2$DS$_2$-VASc	评分
慢性心力衰竭/左心功能不全（C）	0
高血压（H）	0
年龄≥75岁（A）	0
糖尿病（D）	1
卒中/TIA/血栓栓塞（S）	2
血管性疾病（V）	1
年龄65～74岁（A）	1
女性（Sc）	0
合计	5

表 12-2　出血风险评分

HAS-BLED	评分
高血压（H）	0
肝、肾功能不全（A）	0
卒中（S）	1
出血（B）	0
异常INR值（L）	0
年龄＞65岁（E）	1
药物或饮酒（D）	1
合计	3

手术过程

术前操作

（1）术前预留心包基线（图12-1）。

（2）超声下指导穿隔（图12-2）。

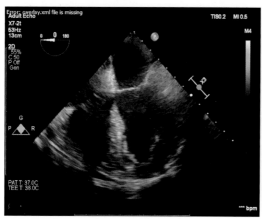

图12-1 心包基线

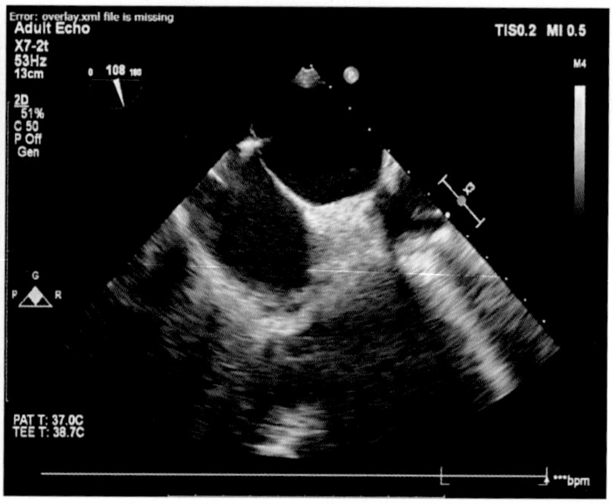

图12-2 房间隔穿刺

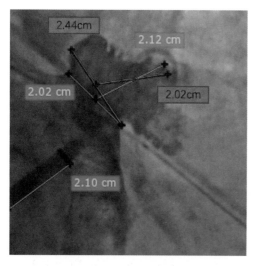

图12-3 肝位左心耳造影

（3）左心耳肝位（RAO 30°+CAU 20°）造影测量外口20.2 mm，内口24.4 mm（图12-3）。

封堵策略选择

1. 封堵策略一 使用一个30 mm的封堵器进行内口封堵，使上缘贴靠囊袋，下缘露肩。

问题为深度21.6 mm，相对偏浅，30 mm封堵器完全展开器械长度为22 mm，考虑到压缩，长度略小于22 mm，操作要求相对较高，下缘露肩会多一些。

2. 封堵策略二 使用一个24 mm的封堵器进行外口封堵，封堵解剖口，下缘露点肩。

问题为上缘可能掉进囊袋形成残腔，造成封堵不完全。

3. 综合考量 策略一模拟选用WATCHMAN 30 mm，封内口；策略二模拟选用WATCHMAN 24 mm，封外口（图12-4）。使用"封堵策略二"操作难度较小，先常规展开，若掉进囊袋形成残腔可以通过微回收或半回收往外调整。

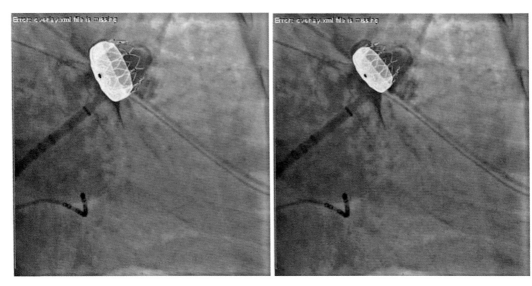

图 12-4　模拟封堵策略

封堵器展开及微回收调整后再展开

封堵器展开（图 12-5），展开后造影（RAO 30°+CAU 20°），上缘存在残腔（图 12-6）；微回收整体稍微向外调整（图 12-7），再展开后造影显示封堵完全（图 12-8）。

术中超声评估

超声下测量上缘约有 1.9 mm 残腔，但未见血流进入（图 12-9）。

PASS 原则评估

经食管超声下评估 PASS 原则。评估 P——位置见图 12-10。

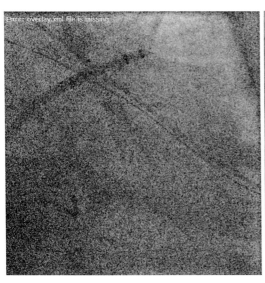

图 12-5　封堵展开过程

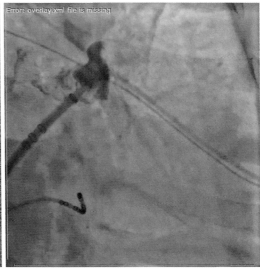

图 12-6　第一次展开后造影

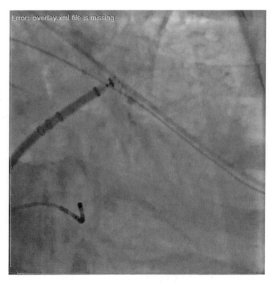

图12-7 微回收调整

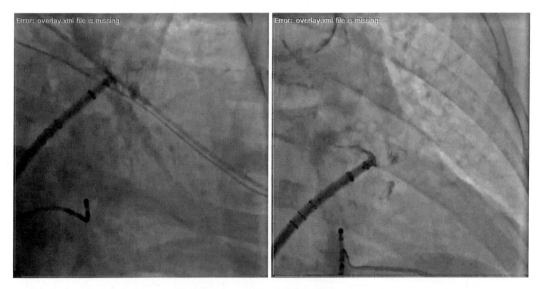

图12-8 第二次展开后造影

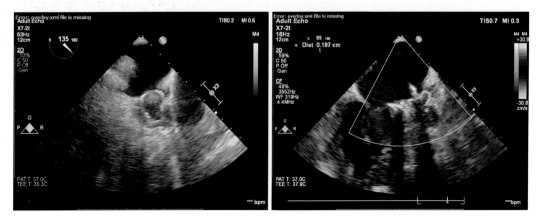

图12-9 超声评估残腔

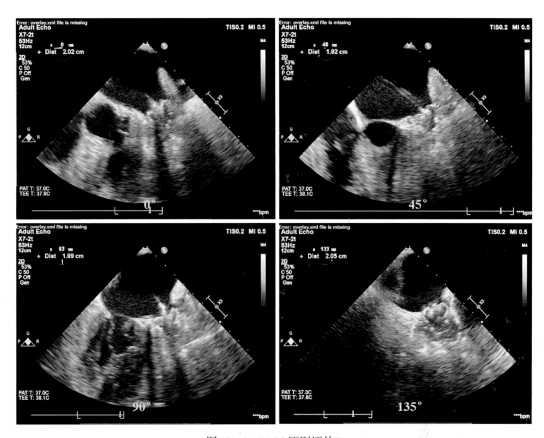

图 12-10 PASS 原则评估 P

评估 A——锚定见图 12-11 及图 12-12。

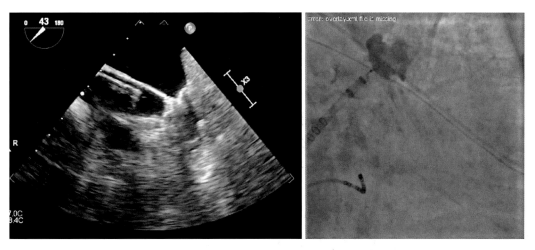

图 12-11 牵拉测试截图　　　　　　图 12-12 牵拉造影

评估S——尺寸，各角度压缩比在14.58% ~ 20.00%，平均压缩比16.88%（图12-13，表12-3）。

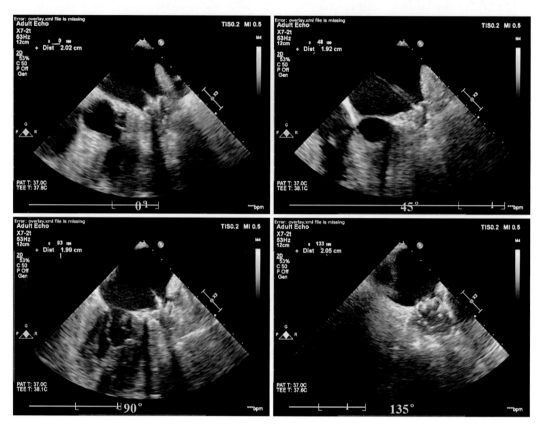

图12-13　TEE下测量压缩比

表12-3　TEE下测量封堵器压缩比

角　度	直径（mm）	压缩比（%）
0°	20.2	15.83
45°	19.2	20.00
90°	19.9	17.08
135°	20.5	14.58
平均压缩比		16.88

评估S——封堵见图12-14。

释放后评估

术后心包无变化，释放后造影效果良好（图12-15，图12-16）。

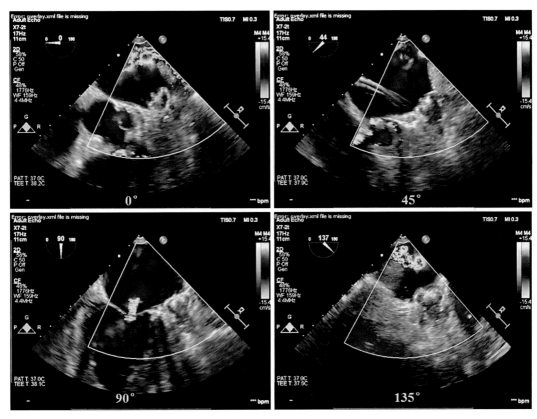

图 12-14 TEE 下评估残余分流

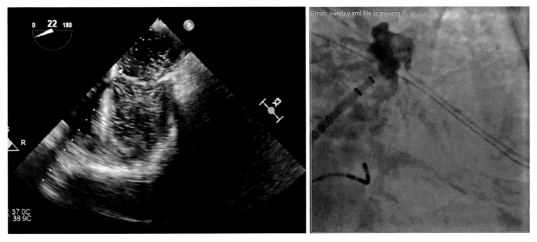

图 12-15 封堵器释放后 TEE　　　　图 12-16 封堵器释放后造影

释放后再次评估压缩比

各角度压缩比在12.92%～15.83%，平均压缩比14.48%（图12-17，表12-4）。

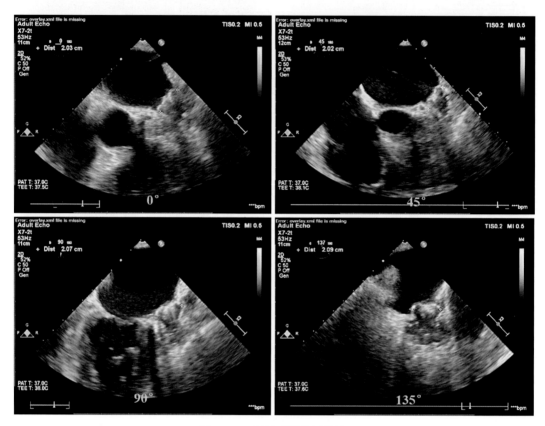

图12-17 释放后测量压缩比

表12-4 释放后封堵器压缩比

角 度	直径（mm）	压缩比（%）
0°	20.3	15.42
45°	20.2	15.83
90°	20.7	13.75
135°	20.9	12.92
平均压缩比		14.48

释放后1.9 mm的残腔消失，封堵效果完美（图12-18）。

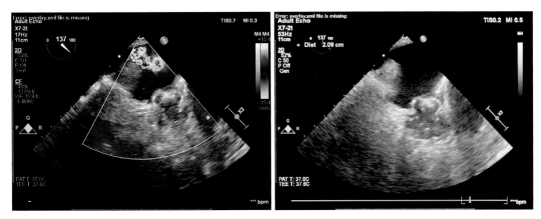

图 12-18　释放后 TEE 评估残腔

术后情况

术后用药

1. 术后即刻用药　利伐沙班 15 mg，每日 1 次；沙库巴曲缬沙坦钠 50 mg，每日 2 次；呋塞米 20 mg，每日 2 次；螺内酯 20 mg，每日 1 次。

2. 目前用药　阿司匹林 0.1 g，每日 1 次；硫酸氢氯吡格雷 75 mg，每日 1 次；沙库巴曲缬沙坦钠 100 mg，每日 2 次；呋塞米 20 mg，每日 2 次；螺内酯 20 mg，每日 1 次。

3. 抗凝方案　利伐沙班 15 mg，每日 1 次，3 个月。

随访

3 个月后 CT 评估，改双抗口服。

专家点评

患者为高卒中、高出血风险的患者，行左心耳封堵术能够为患者带来很好的临床获益；病例术前检查详细，手术过程流畅，封堵结果完美，在平衡上缘残腔和下缘露肩中做出了很好选择，是一个非常精彩的病例。由于封堵术后即刻存在残腔，应注意在术后复查中 TEE 的应用，并根据复查结果调整术后用药。

（武汉市中心医院　叶平教授）

金教授的这个病例非常有挑战性，综合权衡制订封堵外口的策略体现了对左心耳封堵着陆区极强的理解。

［泰康同济（武汉）医院　张勇华教授］

病例 13

持续房颤射频消融+左心耳封堵一站式手术

香港大学深圳医院　李海瑞

---------- 病例资料摘要 ----------

病史

患者男性，74岁，BMI 30.1 kg/m²。反复心悸、胸闷1年。患者1年前开始出现心悸、胸闷，呈发作性，持续数秒，伴有下肢无力、言语不利；无晕厥、黑矇、意识丧失、恶心呕吐、胸闷和胸痛等不适。外院心电图、头颅核磁共振等检查诊断为心房颤动、左侧颞顶叶脑梗死，予华法林口服治疗，未规律监测凝血功能。近2周患者活动后胸闷、心悸加重，为进一步诊治收入院。既往有冠心病，否认高血压、糖尿病。吸烟50年，平均10支/天。否认嗜酒史。婚育史、家族史无特殊。

体格检查

体温36.5℃，心率96次/分，血压136/77 mmHg，血氧饱和度（SpO₂）95%。全身皮肤、黏膜无苍白，甲状腺未触及肿大，颈静脉无充盈，肝颈静脉回流征阴性。双肺呼吸音清，未闻及干、湿啰音。心律不齐，脉搏短绌，各瓣膜区未闻及病理性杂音。腹平软，无压痛、反跳痛，未触及腹部包块，肠鸣音正常。双下肢轻度凹陷性水肿。

实验室检查

（1）血常规：WBC 6.40×10^9/L，Hb 147 g/L，PLT 156×10^9/L，CRP 5.31 mg/L。

（2）心肌标志物：hs-TnT 0.010 ng/mL，NT-proBNP 1 518.6 pg/mL。

（3）凝血功能：活化部分凝血活酶时间（APTT）25.0 s，PT 14.0 s，INR 1.16，D二聚体0.18 mg/L。

（4）生化检查：Na 141.4 mmol/L，K 4.36 mmol/L，Cl 103.2 mmol/L，Ca 2.38 mmol/L，血清尿素5.6 mol/L，血清肌酐93.4 μmol/L。

（5）血脂：TC 3.81 mmol/L，TG 2.95 mmol/L，HDL-C 1.17 mmol/L，LDL-C 2.05 mmol/L；肝功能、甲状腺功能等未见明显异常。

其他辅助检查

心电图提示患者持续性房颤（图 13-1）。

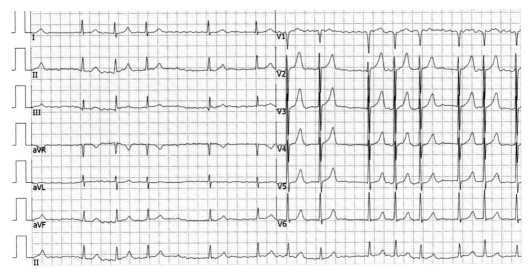

图 13-1　心电图

诊断与评估

诊断

持续性房颤，陈旧性脑梗死，冠状动脉粥样硬化性心脏病，高脂血症，肥胖症。

术前评估

1. 手术风险评估　使用卒中风险评分（CHA$_2$DS$_2$-VASc 评分）量表（表 13-1）和出血风险评分（HAS-BLED 评分）量表（表 13-2）进行术前评估。

表 13-1　卒中风险评分

CHA$_2$DS$_2$-VASc	评分
慢性心力衰竭/左心功能不全	0
高血压（H）	0
年龄≥75 岁（A）	0
糖尿病（D）	0
卒中/TIA/血栓栓塞（S）	2
血管性疾病（V）	1
年龄 65～74 岁（A）	1
女性（Sc）	0
合计	4

表 13-2　出血风险评分

HAS-BLED	评分
高血压（H）	0
肝、肾功能不全（A）	0
卒中（S）	1
出血（B）	0
异常 INR 值（L）	1
年龄＞65 岁（E）	1
药物或饮酒（D）	0
合计	3

2. 经食管超声心动图检查

（1）TEE检查示心房正位，心室右祥，左心房增大；房室间隔未见明显中断（图13-2）左心耳内可见低密度血栓回声16 mm×8 mm（图13-3）。

检查部位：心脏彩超及心功能检查　　　　　　　　　　　　申请医生：李海瑞

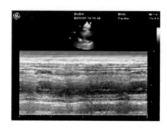
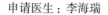
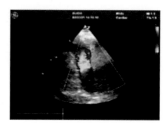

超声所见：

主动脉窦部　36 mm	升主动脉　33 mm	肺动脉　19 mm			
左心房（前后径/横径）　38 mm/38 mm	左心室内径（舒张期末/收缩期末）　49 mm/33 mm				
室间隔厚度　12 mm	左心室后壁　12 mm	右心房横径　35 mm	右心室横径　24 mm		
左心功能测定：EDV　115 mL	ESV　45 mL	SV　70 ml	EF　61%	FS　32%	

主动脉瓣口 PSV　1.07 m/s　　　　　肺动脉瓣口 PSV　0.88 m/s

二尖瓣口舒张期血流频谱呈单峰　0.85 m/s

1. 心房正位，心室右祥。左心房增大，余心腔大小及大血管内径正常。
2. 室间隔与左心室壁增厚，心肌回声正常，左心室壁向心运动协调，收缩幅度正常。
3. 房、室间隔未见明显中断，大血管间未见异常通道。
4. 主动脉瓣增厚、回声增强，余瓣膜形态、结构、启闭运动未见明显异常。
5. 多普勒检查：各瓣膜未探及明显异常彩色血流信号。
6. 心包腔未见明显无回声区。

图13-2　TEE检查报告

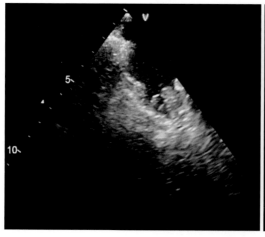
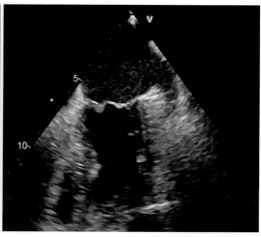

图13-3　术前TEE

（2）6周后复查TEE。左心房可见自发显影，未见血栓；左心耳开口28 mm（图13-4）。

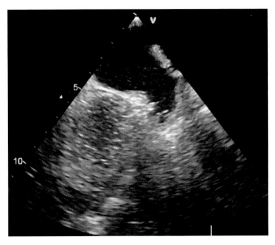

图13-4　6周后复查TEE

治疗方案

该患者卒中风险评分4分（表13-1），出血风险评分3分（表13-2），符合左心耳封堵术适应证。经临床决定先采用口服利伐沙班20 mg，每日1次抗凝，再择期房颤消融和左心耳封堵术一站式治疗。

手术过程

双分叶鸡翅型，梳状肌发达，开口28 mm，上缘隐窝（图13-5），选用30 mm WATCHMAN封堵器。

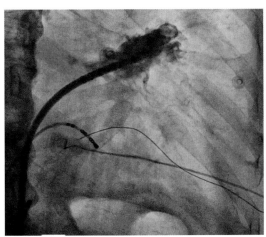
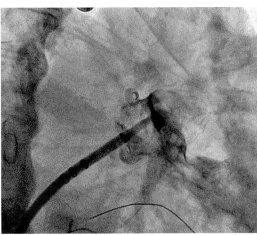

图13-5　术中左心耳造影

小　　结

ICE指导下偏低、偏后穿刺房间隔。鞘管走上叶，定位左心耳最远端。鞘管加逆时针力分段展开，覆盖上缘隐窝，避免下缘露肩过多。封堵器展开瞬间，抵住鞘管，避免封堵器回弹。

术后情况

术后用药

利伐沙班15 mg，每日1次，胺碘酮、瑞舒伐他汀、缬沙坦。

随访

术后8周随访心电图、CT（图13-6，图13-7）。

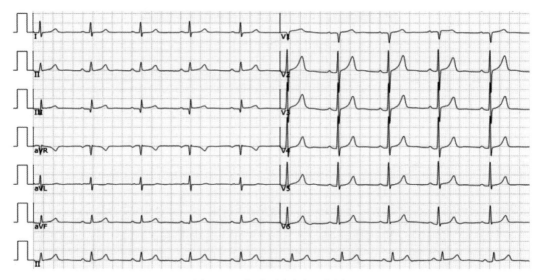

图13-6　术后8周随访心电图

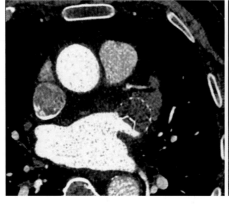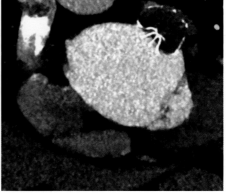

图13-7　术后8周随访CT

专家点评

该病例亮点很多，第一患者心房颤动病史不长，左心房，合并心力衰竭和脑梗史，术前食管超声发现血栓，抗凝6周后再行左心耳封堵，适应证选择得好。患者左心房不大，合并心力衰竭，一站式的选择很好。手术操作过程方面，局麻下全程ICE指导下进行左心耳封堵，ICE相对可以减少患者使用食管超声的痛苦。且通过ICE评估封堵器PASS原则，非常符合要求。如果患者DRT风险比较高，是否可考虑新型口服抗凝药加氯吡格雷二联治疗，可能可以减少DRT发生。另外该患者左心耳收缩功能不强，排空速度低，且左心耳内造影剂滞留，此病例做左心耳封堵对于患者来说受益很大。

（上海交通大学附属胸科医院　江立生教授）

病例 14

高难度鸡翅型浅左心耳封堵

梅州市人民医院　　钟　炜　李友钱

病例资料摘要

患者女性，57岁。心悸、胸闷3天。

诊断与评估

诊断

冠状动脉粥样硬化性心脏病，心房颤动，心律失常，心力衰竭，心功能3级，高血压，肾功能不全。

术前评估

1. **手术风险评估**　使用卒中风险评分（CHA_2DS_2-VASc评分）量表（表14-1）和出血风险评分（HAS-BLED评分）量表（表14-2）进行术前评估。

表14-1　卒中风险评分

CHA_2DS_2-VASc	评分
慢性心力衰竭/左心功能不全	1
高血压（H）	1
年龄≥75岁（A）	0
糖尿病（D）	0
卒中/TIA/血栓栓塞（S）	1
血管性疾病（V）	1
年龄65～74岁（A）	0
女性（Sc）	0
合计	4

表14-2　出血风险评分

HAS-BLED	评分
高血压（H）	1
肝、肾功能不全（A）	1
卒中（S）	0
出血（B）	0
异常INR值（L）	0
年龄＞65岁（E）	0
药物或饮酒（D）	1
合计	3

2. 术前影像检查

（1）经食管超声心动图检查：三维重建左心耳开口大小约21 mm×19 mm（图 14-1），左心耳血流速度为25 cm/s（表14-3）。

（2）经胸超声测得LA 32 mm，LVDd 47 mm，EF 49%。

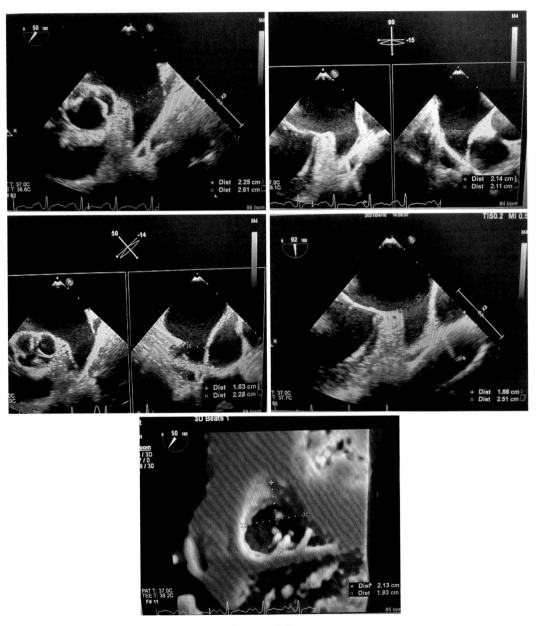

图 14-1　术前TEE

表 14-3　TEE 下左心耳测量数据

角　度	开口（mm）	深度（mm）
0°	21	21
45°	23	27
90°	19	25
135°	16	23

治疗方案

该患者卒中风险 4 分（表 14-1），出血风险 3 分（表 14-2），符合左心耳封堵适应证，经临床研究讨论拟行：全麻 TEE 指导下房颤射频消融术＋左心耳封堵联合手术，拟选择 WATCHMAN 24 mm 封堵器。

手术过程

术中标准体位左心耳造影

肝位（RAO30°＋CAU20°）造影，左心耳可利用深度欠佳（图 14-2）。肝位造影下左心耳最大开口 19 mm，深度 14 mm（图 14-3）。

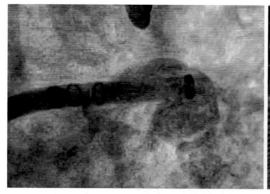

图 14-2　术中肝位左心耳造影　　　　图 14-3　术中肝位左心耳测量

TEE 下寻找深度

工作体位深度欠佳的情况下，尝试增加或减少右前斜、增加或减少足位角度等，仍达不到理想深度，利用 TEE 在各角度下寻找可用的最深深度。

最佳角度左心耳造影

纯头尾（CRA30°）下（表 14-4）造

表 14-4　DSA 与 TEE 对应的平面关系

DSA 平面	TEE 平面
AP Cranial 30°	0°
RAO 30°/Cranial 10°～20°	45°
RAO 30°	90°
RAO 30°/Caudal 20°	135°

影观察左心耳形态并测量（图14-4，图14-5）。

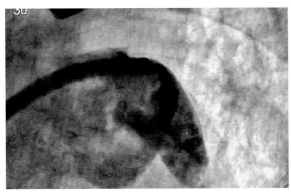

图14-4　纯头位（CRA30°）左心耳造影

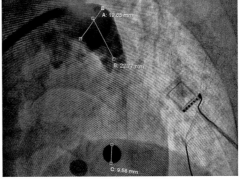

图14-5　纯头位（CRA30°）左心耳测量

封堵策略分析

纯头位（CRA30°）造影，左心耳可利用深度明显增加，纯头位造影下左心耳最大开口20 mm，深度23 mm，考虑到左心耳内梳状肌较为发达，选择WATCHMAN 24 mm封堵器（图14-6）。

展开封堵器

1. 鞘管定位　纯头位DSA（CRA30°）结合TEE影像，鞘管沿猪尾型血管造影导管缓慢稍加顺时针力，呈"钓鱼"式进入左心耳远端（图14-7）。

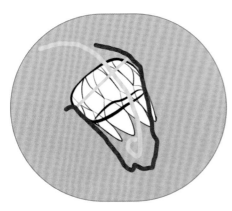

图14-6　封堵策略模式图

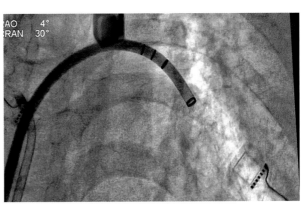

图14-7　鞘管定位

2. **封堵器展开**　缓慢展开封堵器（图14-8，图14-9），且展开过程中左心耳上缘梳状肌将封堵器往下挤压。

PASS原则评估

牵拉测试封堵器无位移，稳定性佳（图14-10，图14-11）。

在TEE 0°、45°、90°、135°下观察到，位置合适、无残余分流（图14-12），压缩比15% ～ 22%；射频消融术后肺静脉脊部增厚。

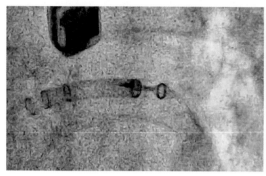

图14-8　封堵器展开过程　　　　　　　　　图14-9　封堵器完全展开

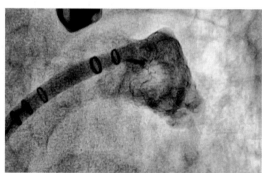
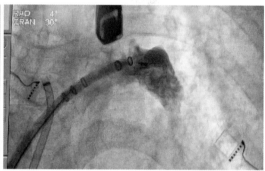

图14-10　牵拉前造影　　　　　　　　　　图14-11　牵拉后造影

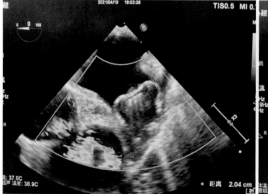
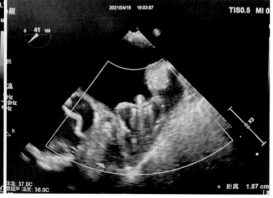

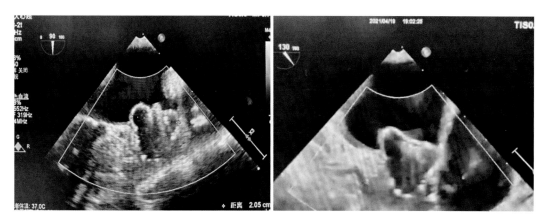

图 14-12　TEE评估封堵效果

术后情况

术后用药

胺碘酮0.20 g，每日3次；阿托伐沙汀钙20 mg，每晚1次；呋塞米20 mg，每晚1次；螺内酯20 mg，每晚1次；氯化钾0.50 g，每日2次；沙库巴曲缬沙坦钠0.05 g，每日2次；甲氧那明2粒，每日3次；铝镁加15 mL，每日3次；达比加群酯0.11 g，每日2次（术后45天随访后将达比加群酯改为铝镁匹林114 mg，每日1次）。

随访

（1）术后45天复查TEE显示肺静脉脊部仍增厚，封堵器无残余分流，无器械表面血栓（图14-13）。

（2）术后8个月复查（图14-14）。

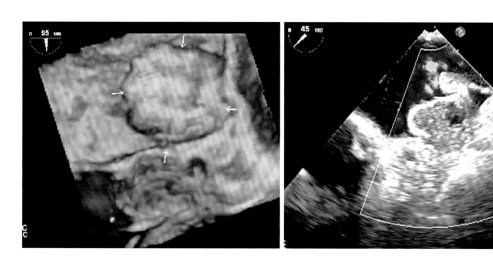

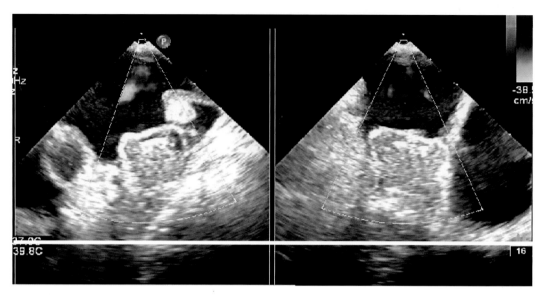

图14-13 术后45天随访TEE

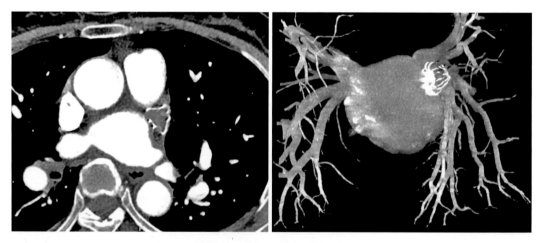

图14-14 术后8个月随访CT

小 结

    术前检查初步判断左心耳颈部较短，梳状肌较发达，穿刺位点需比常规更靠上，更利于使用左心耳体部深度完成封堵。

专家点评

    感谢钟炜教授团队的精彩病例，这个病例有三大亮点：第一，采用标准术式手术过程更安全；第二，术后随访规范化，既有45天的经食管超声影像又有8个月后的CT影像，从而验证封堵的有效性；第三，手术思路清晰，策略精准，多体位造影结合TEE

找到最佳封堵体位。是个很完善的病例汇报。

（上海交通大学医学院附属新华医院　王群山教授）

整个操作可以用胆大心细来形容，尤其是在类似"吊金钟"的形态下进行鞘管输送，是蛮能体现出钟炜教授精湛的手术技艺的，的的确确整个封堵器的植入对术者的心性、技巧还是蛮有挑战，最后的结果很不错。

（上海交通大学医学院附属第九人民医院　张俊峰教授）

病例 15

上下缘极其不对称的仙人掌型左心耳封堵

汕头大学医学院第二附属医院　李吉林　林伟昭

病例资料摘要

病史

患者男性，66岁。活动后胸闷、心悸半年。2015年8月因急性脑梗死收入院，查心电图提示心房颤动；2021年10月因不稳定型心绞痛行前降支中段药物球囊扩张成形术；高血压史；平日吸烟2包/天。

辅助检查

1. 核磁共振成像（nuclear magnetic resonance imaging, MRI）　提示双侧半卵圆中心、基底节区及右侧颞叶多发腔隙性脑梗死（图15-1）。

> ▼检查所见
> 　　双侧大脑沟回清楚，灰白质对比良好，双侧半卵圆中心、基底节区及右侧颞叶可见多发斑点状长T1长T2异常信号灶，T2WIFlair呈高信号，其中右侧半卵圆中心及右侧颞叶部分病灶DWI呈高信号，直径约为0.9cm，边界清晰，余病灶DWI呈等信号；脑干及小脑未见明显异常信号灶。脑池脑室系统大小、形态、信号未见异常；中线结构未见偏移。
> ▼诊断提示
> ▲双侧半卵圆中心、基底节区及右侧颞叶多发腔隙性脑梗死（右侧半卵圆中心及颞叶部分病灶为急性期）。

图15-1　患者诊断报告单

2. 心脏超声检查　提示室间隔膜部呈瘤样突向右心室，基底部上缘紧邻主动脉瓣环，顶端见一缺口，大小3.9 mm；LA 53 mm，EF 70%，左心耳排空速度21 cm/s，左心耳内无血栓（图15-2）。

AO：40 mm　IVSd：13 mm　PV：83 cm/s　EF：70%
LA：53 mm　LVPWd：11 mm　MVE：77 cm/s　FS：40%
LVDd：52 mm　RVDd：28 mm　MVA：　　CO：
LVDs：30 mm　PA：23 mm　TV：56 cm/s　SV：
RAS：68 mm×42 mm　AV：103 cm/s
主动脉增宽，升主动脉内径42 mm，搏动尚好；

双心房增大，双心室不大，心腔内未见明显异常血栓；

主动脉瓣增厚，回声增强，可见钙化强光斑，右冠瓣舒张期稍突向左心室，余各瓣膜形态及活动尚好；

房间隔连续完整，未见 PDA 征；

室间隔膜部呈瘤样突向右心室，基底宽 20 mm，高 14.3 mm，基底部上缘紧邻主动脉瓣环，顶端见一缺口，大小 3.9 mm；心室水平见左向右分流信号，收缩期 Vmax：554 cm/s，室间隔稍厚，左心室壁运动尚好；

心包腔未见液性暗区；

阳性所见及彩色多普勒血流显像：

二尖瓣口见反流，彩束面积 6.2 cm^2；

主动脉瓣口见反流，彩束面积 4.9 cm^2；

三尖瓣口见反流，彩束面积 9.6 cm^2，CW 估测肺动脉收缩压 47 mmHg；

经食管超声心动图检查。

左上肺静脉嵴厚 2.8 ～ 4.2 mm；

左心耳排空速度 Vmax：21 cm/s；

房间隔完整，房水平未见明显穿隔分流；

左心耳内可见少量云雾状回声，左右心房及左右心耳内未见明显血栓。

图 15-2　心脏彩超报告

诊断与评估

诊断

持续性房颤，冠状动脉粥样硬化性心脏病，前降支药物球囊扩张成形术后，心功能 2 级（NYHA 分级），室间隔缺损，陈旧性脑梗死，高血压 2 级（很高危）。

术前评估

1. 手术风险评估　使用卒中风险评分（CHA$_2$DS$_2$-VASc 评分）量表（表 15-1）和出血风险评分（HAS-BLED 评分）量表（表 15-2）进行术前评估。

表 15-1　卒中风险评分

CHA$_2$DS$_2$-VASc	评分
慢性心力衰竭/左心功能不全	1
高血压（H）	1
年龄 ≥ 75 岁（A）	0
糖尿病（D）	0
卒中/TIA/血栓栓塞（S）	2
血管性疾病（V）	1
年龄 65 ～ 74 岁（A）	1
女性（Sc）	0
合计	6

表 15-2　出血风险评分

HAS-BLED	评分
高血压（H）	1
肝、肾功能不全（A）	1
卒中（S）	1
出血（B）	0
异常 INR 值（L）	0
年龄 > 65 岁（E）	1
药物或饮酒（D）	1
合计	5

2. 术前影像检查

（1）经食管超声心动图检查提示颈静脉嵴部较长，左心耳最大开口28 mm，内部梳状肌发达，考虑实际可用深度无法达到TEE测量的最深深度，需结合CT及术中造影判断（图15-3，表15-3）。

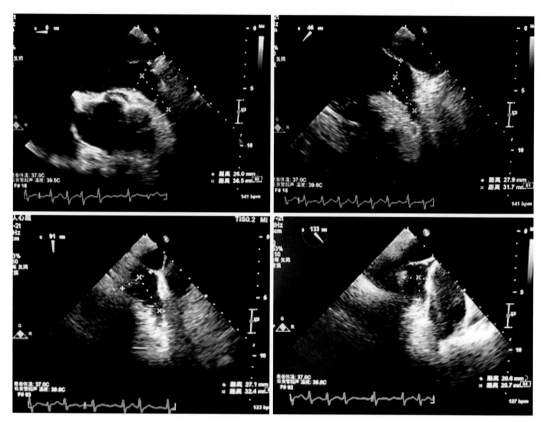

图15-3　术前TEE

表15-3　TEE下左心耳测量数据

角　度	开口（mm）	深度（mm）
0°	26	35
45°	28	32
90°	27	32
135°	21	26

（2）CT软件术前分析示左心耳上下缘极不对称，左心耳内口23 mm（图15-4）。结合影像分析，房间隔穿刺位点需要更低。

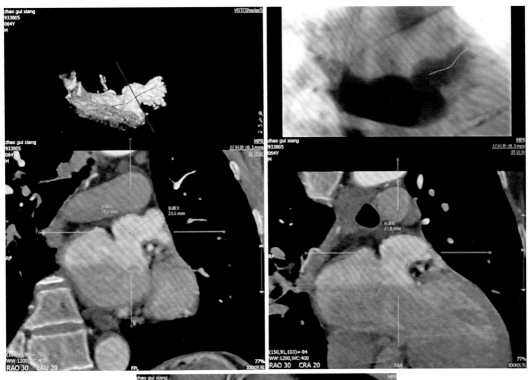

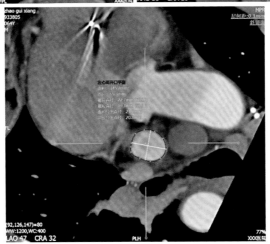

图 15-4　CT软件重建

治疗方案

　　由于以下几个原因：① 评估室缺情况，无法经内科介入封堵；② 患者及家属不同意患者行心外科手术治疗；③ 目前经评估患者心功能可以手术；④ 5年以内有房颤病史，不能排除心动过速型心肌病；⑤ 卒中及出血风险均高，故经临床综合考虑，拟行房颤射频消融+左心耳封堵"一站式"手术。

手术过程

术中左心耳造影

造影显示左心耳为上下缘极其不对称的仙人掌型左心耳，肝位测量开口30 mm，深度30 mm，头位造影测量左心耳实际开口27 mm经校准图中测量值偏大（图15-5，图15-6）；故选择WATCHMAN 33 mm封堵器。

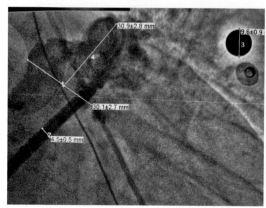 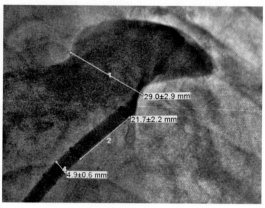

图15-5　术中肝位左心耳造影测量　　　图15-6　术中头位左心耳造影测量

封堵策略分析

鞘管轴向好，走上叶进行封堵，体外预借1.5 mm深度，缓慢退鞘，退鞘过程中顺势而为，先顺后逆，即将展开瞬间加大逆时针轴向同时顶住封堵器避免回弹（图15-7）。

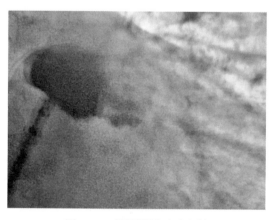

图15-7　封堵器展开后造影

PASS原则评估

锚定-牵拉试验：封堵器稳定。牵拉后造影，封堵器无。

位置和残余分流：TEE下各角度封堵器位置合适，无残余分流（图15-8）。

压缩比：18%～20%（图15-9）。

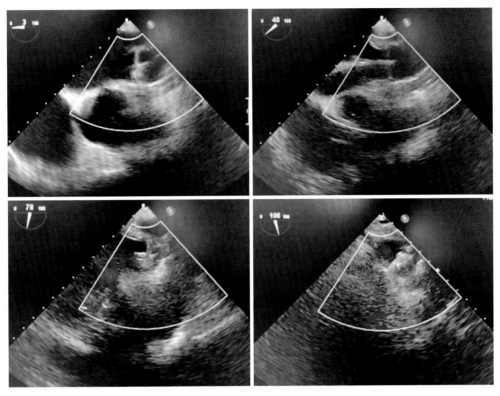

图15-8 TEE残余分流测量

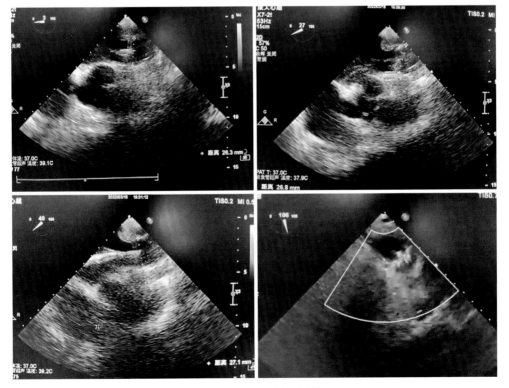

图15-9 TEE压缩比测量

术后情况

术后用药

硫酸氢氯吡格雷75 mg，每日1次；利伐沙班15 mg，每日1次；阿托伐他汀钙20 mg，每日1次；盐酸胺碘酮0.2 g，每日3次；奥美拉唑钠40 mg，静脉滴注，每12小时1次。

随访

患者于3月18日手术，该病例在4月参加病例大赛，未到随访时间。

小　结

本例左心耳梳状肌发达，开口上下缘不对称，房间隔穿刺位点是关键。

专家点评

该病例适应证选择很好，房颤合并各种综合征包括冠状动脉粥样硬化性心脏病。虽可选择外科手术治疗，但是外科手术治疗创伤大，且外科手术治疗小室间隔缺损的指征也不是很强。由于刚完成手术不久，术后用药和随访时间不长，但是用药策略合理，左心耳封堵联合冠心病抗凝联合用药恰当，术中术者操作技巧很高，封堵策略恰当，最终实现平口封堵，结果令人满意。

（安徽医科大学第二附属医院　王晓晨教授）

病例 16

反鸡翅型浅左心耳封堵

海军军医大学第二附属医院 汤晔华

病例资料摘要

病史

患者女性，75岁。持续性房颤6年，规范药物治疗、口服抗凝1个月，既往有心衰、脑梗死、COPD、消化道出血病史。

诊断与评估

诊断

持续性房颤，脑梗死。

术前评估

1. **手术风险评估** 患者卒中及出血风险使用卒中风险评估（CHA_2DS_2-VASc）表（表16-1）及出血风险评估（HAS-BLED）表（表16-2）来量化评估。

表 16-1 卒中风险评分

CHA_2DS_2-VASc	评分
慢性心力衰竭/左心功能不全（C）	1
高血压（H）	0
年龄≥75岁（A）	2
糖尿病（D）	0
卒中/TIA/血栓栓塞（S）	2
血管性疾病（V）	0
年龄65～74岁（A）	0
女性（Sc）	1
合计	6

表 16-2 出血风险评分

HAS-BLED	评分
高血压（H）	0
肝、肾功能不全（A）	0
卒中（S）	1
出血（B）	1
异常INR值（L）	0
年龄＞65岁（E）	1
药物或饮酒（D）	0
合计	3

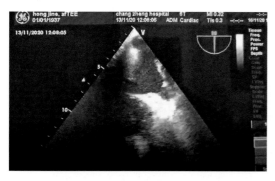

图16-1　左心房内浓密自发显影

2. 术前影像检查

（1）TEE提示患者左心房呈浓密自发显影状态，血流较瘀滞（图16-1）。

TEE检查显示，45°左心耳开口大小为13 mm，深度为18 mm（图16-2）。其余角度不清晰或无法切到左心耳，考虑与患者桶状胸心脏转位有关。

（2）TTE提示左心房前后径47 mm，EF值为50%。

（3）术前CT检查：CT二维平面测量显示左心耳开口为22 mm，深度为15 mm（图16-3）；预估使用27 mm封堵器。CT三维重建显示，左心耳为反鸡翅型，折角角度非常大，极低位，开口距离二尖瓣环非常近（图16-4）；房间隔穿刺位点应靠下靠前，以期获得良好轴向。

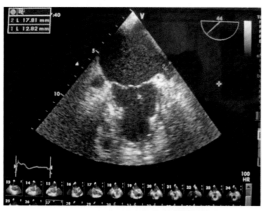

图16-2　左心耳开口及深度测量

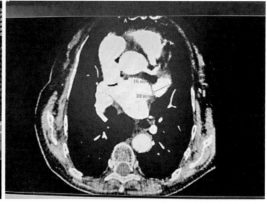

图16-3　术前二维CT测量

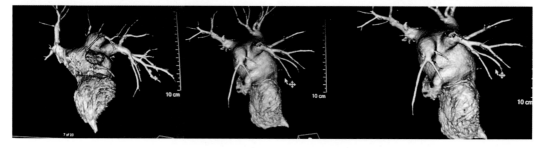

图16-4　术前CT三维重建

治疗方案

该患者卒中风险6分（表16-1），出血风险3分（表16-2），经心内科会诊，考虑行房颤射频消融+经皮左心耳封堵一站式联合术式，采用局麻方式麻醉，拟选27 mm WATCHMAN封堵器。

手术过程

术中左心耳造影

肝位造影显示，左心耳为反鸡翅型，有一定的颈部空间可利用，鞘管的理想位置为猪尾型血管造影导管所在的翅尖部分，房间隔穿刺位点尚可，略微偏高（图16-5）。第一次展开时，封堵器受到翅尖的挤压掉落，被左心耳挤出，考虑重新穿刺房间隔。

重穿房间隔后再次造影

重穿间隔后，获得了更好的轴向，左心耳开口约为24 mm，深度约为19 mm（图16-6）。根据测量结果选择27 mm WATCHMAN封堵器。

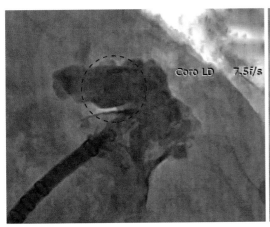 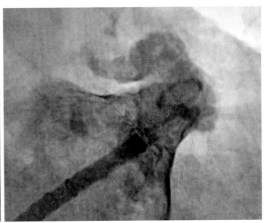

图16-5　术中左心耳造影　　　　　　图16-6　重新房间隔穿刺后造影测量

封堵器展开

展开时依旧受到左心耳折角处的挤压，使得封堵器无法在翅尖固定，掉落到左心耳颈部位置（图16-7）。冒烟观察封堵器肩部与左心耳开口显示仍有距离、深度不足，使用二次借深度方法。

封堵器缓慢展开，骨架呈放射状态，冒烟观察前端与左心耳的位置关系，可适当轻推封堵器，这是第二次借深度。当封堵器接近肩位时，停止撤鞘，利用封堵器自膨特性，在展开瞬间向前借取深度，这是第三次借深度。

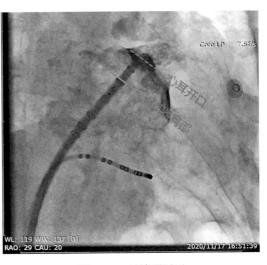

图16-7　封堵器展开

PASS原则评估

展开后造影，封堵器位置合适，下缘稍稍露肩（图16-8）。使用不对称性调整，微回收封堵器逆时针微调，减少下缘露肩（图16-9）。

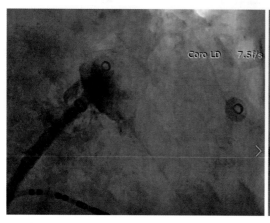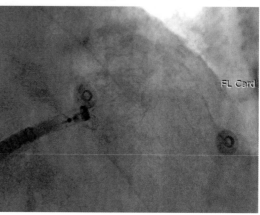

图16-8　展开后造影　　　　　　　　　　　图16-9　微回收调整

牵拉试验，确定封堵器稳定（图16-10）。牵拉后造影，封堵器与左心耳无位置变化（图16-11）。

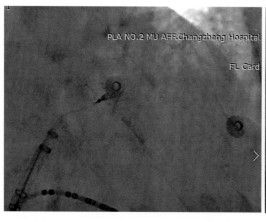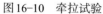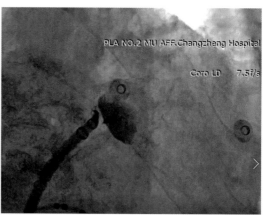

图16-10　牵拉试验　　　　　　　　　　　图16-11　牵拉后造影

足位造影，确定封堵器下缘露肩小于三分之一，观察造影剂，确定PET膜与左心耳组织贴靠（图16-12）。

封堵器压缩形态良好，呈"草莓型"，满足PASS原则，释放封堵器（图16-13）。

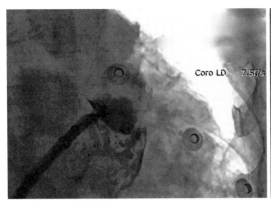

图 16-12　足位造影

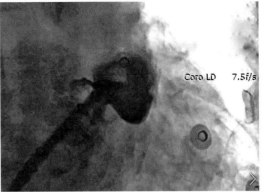

图 16-13　封堵器释放

小　结

本例手术为反鸡翅型左心耳封堵，左心耳折角角度非常大，术前必须多种手段联合使用，充分评估。术中房间隔穿刺点位置，借深度的安全性直接决定了手术效果。封堵器冒烟展开时肩部与左心耳有距离，深度不够，术中可采用借深度操作完成封堵。此病例虽有露肩，但固定牢固、封堵效果良好，结果可接受。

专家点评

该病例是简化式手术，有一定的挑战。反鸡翅型左心耳往往需要穿刺位点特别低，靠前穿刺。轴向如果能再低一点，可能会避免反复调整的操作。

（珠海市人民医院　姜小飞教授）

该病例在术前做了很充分的准备，尤其是 CTA 重建效果良好。该反鸡翅浅左心耳需要借深度在简化式下进行调整，手术难度很高，该病例完成得很好。

（南方医科大学附属南方医院　彭健教授）

病例 17

房间隔穿刺困难的左心耳封堵

首都医科大学附属北京友谊医院 陈 淼

病例资料摘要

患者女性，74岁。间断心悸5年，再发加重2天。患者5年前考虑诊断为房颤，2周前患者突发持续性头晕，视物旋转，伴走路不稳、恶心，于神内科就诊，考虑诊断为脑栓塞，治疗后好转出院，2天前患者无明显诱因出现心悸，伴胸闷，持续不缓解。高血压6年余，冠状动脉粥样硬化5年余，经皮冠状动脉介入治疗术后4年余，糖尿病6年余，哮喘10年余。

诊断与评估

诊断

心房颤动，高血压。

术前评估

1. 手术风险评估 使用卒中风险评分（CHA_2DS_2-VASc评分）量表（表17-1）和出血风险评分（HAS-BLED评分）量表（表17-2）进行术前评估。

表 17-1 卒中风险评分

CHA_2DS_2-VASc	评分
慢性心力衰竭/左心室功能不全（C）	0
高血压（H）	1
年龄≥75岁（A）	2
糖尿病（D）	1
卒中/TIA/血栓栓塞病史（S）	2
血管性疾病（V）	1
年龄65～74岁（A）	0
女性（Sc）	1
合计	8

表 17-2 出血风险评分

HAS-BLED	评分
高血压（H）	1
肝、肾功能不全（A）	0
卒中（S）	1
出血（B）	0
异常INR值（L）	0
年龄＞65岁（E）	1
药物或饮酒（D）	0
合计	3

2. 术前影像检查

（1）CT重建：CT测得开口20.18 mm，深度18.19 mm（图17-1）。

（2）TEE下分别于0°、45°、90°、135°测量左心耳颈部开口及深度分别为2.33 cm、3.34 cm、2.24 cm、3.10 cm、1.97 cm、3.27 cm、2.61 cm、3.06 cm，其内明显未见血栓，左心耳内可见丰富梳状肌，峰值排空血流速度约49.5 cm/s，双心房及右心耳未见血栓。房间隔连

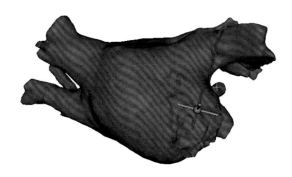

图17-1　CT下重建左心耳

续完整，未见明显过隔分流，三尖瓣关闭欠佳，CDFI示三尖瓣可见中度反流流束（图17-2）。

左心房	左心房前后径4.66 cm（女性<3.6 cm，男性<3.8 cm） 左心房上下径 左心房左右径		二尖瓣	最大压差 平均压差 压力降半时间 反流流速 平均流速 最大流速	肺动脉瓣	PV流速 加速时间 最大压差 RVOT流速 反流流速
左心室	室间隔厚度　　　　　后壁厚度 收缩末内径　　　　　左心室射血分数 舒张末内径　　　　　（女性<5.2 cm，男性<5.6 cm）					估测SPAP
右心房室	右心房上下　　　　　右心房左右 右心室中部横径　（<3.5 cm）右心室面积变化率 右心室基底部横径（<4.1 cm）TAPSE		主动脉瓣	平均压差 LVOT流速 反流流速		AV前向流速 最大压差
多普勒组织	室间隔侧 S' 侧壁侧 S'	E' E'	A' A'		E/E' E/E'	

图17-2　术前TEE报告

治疗方案

患者符合左心耳封堵适应证，经临床研究讨论拟行左心耳封堵术，其中考虑到有以下手术难点，左心耳形态不确定以及房间隔穿刺具有一定难度（图17-3，图17-4），手术方式采用局部麻醉，ICE引导。

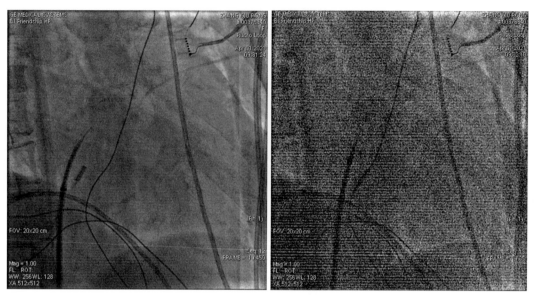

图 17-3　术中房间隔穿刺

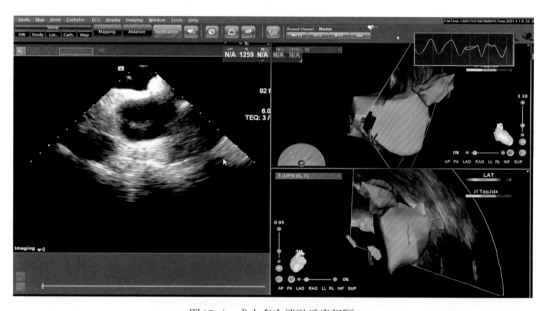

图 17-4　术中多次消融后房间隔

手术过程

术中左心耳造影

14F鞘从右心房穿向左心房（图17-5），并通过注射造影剂确认左心耳开口大小为19 mm，深度26 mm，采用型号为24 mm的塞式封堵器，释放封堵器（图17-6）。

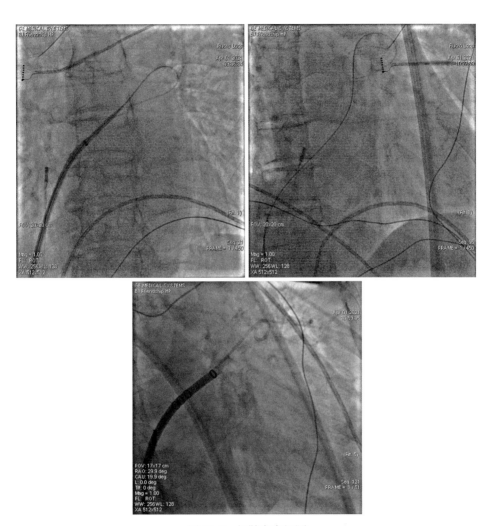

图 17-5　长鞘穿房间隔

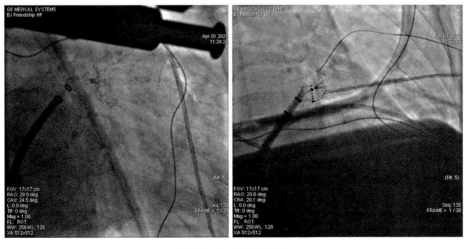

图 17-6　封堵器释放

小　结

　　该病例体现了左心耳封堵术的术前评估非常重要。左心耳形态应综合CT、超声、数字减影血管造影综合判断；对于困难的房间隔穿刺建议在超声引导下完成。房间隔明显增厚时应尽量将导丝送到远端保证导丝支撑力。

病例18

复杂分叶左心耳封堵器自适应封堵

苏州大学附属第一医院　邹　操　徐明珠

---------- **病例资料摘要** ----------

病史

患者女性，75岁，1年前出现活动胸闷、心悸，未诊治。患者近1个月症状较前加重，有时步行十余步后出现气喘，有夜间阵发性呼吸困难，无端坐呼吸，外院心电图提示房颤伴快心室率，心脏超声提示左心房、左心室增大，左心室舒张功能减退，射血分数（ejection fraction, EF）为55%，门诊予口服地高辛、利伐沙班治疗后收住入院。患者高血压病史9年，平时口服美托洛尔和氨氯地平；糖尿病1年，平时服用二甲双胍；帕金森病2年，口服多巴丝肼片、普拉克索、苯海索；类风湿关节炎30年。

入院心电图

患者心电图提示持续性房颤（图18-1）。

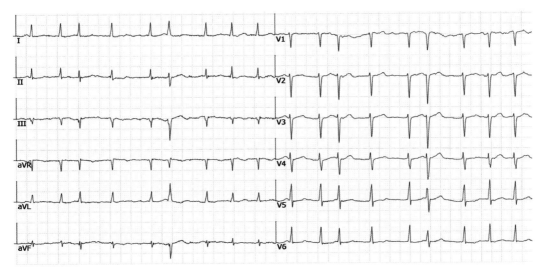

图18-1　心电图

体格检查

体温36.6℃，心率96次/分，呼吸频率20次/分，血压126/79 mmHg，体重62 kg。

实验室检查

生化检查（图18-2）和胸痛组套指标（图18-3）见部分异常结果。

代号	项目名称	结果	参考范围	单位	代号	项目名称	结果	参考范围	单位
T–BIL	总胆红素	16.80	≤23.0	μmol/L	TG	甘油三酯	2.13 ↑	<1.7	mmol/L
D–BIL	直接胆红素	5.90	0～6.8	μmol/L	HDL–C	高密度脂蛋白胆固醇	0.94 ↓	≥1.0	mmol/L
I–BIL	间接胆红素	10.90	≤16.2	μmol/L	LDL–C	低密度脂蛋白胆固醇	2.42	<3.4	mmol/L
ALT	丙氨酸氨基转移酶	44.7 ↑	7～40	U/L	APO–A	载脂蛋白A	1.10 ↓	1.2～1.6	g/L
AST	天冬氨酸氨基转移酶	30.0	13～35	U/L	APO–B	载脂蛋白B	0.73	0.63～1.25	g/L
GGT	谷氨酰转肽酶	36.6	7～45	U/L	LP（a）	脂蛋白（a）	189.8	0～300	mg/L
ALP	碱性磷酸酶	78.9	50～135	U/L	K	钾	3.49 ↓	3.5～5.3	mmol/L
TP	总蛋白	58.7 ↓	65～85	g/L	Na	钠	142.5	137～147	mmol/L
ALB	白蛋白	39.4 ↓	40～55	g/L	Cl	氯	104.8	99～110	mmol/L
GLB	球蛋白	19.3 ↓	20～40	g/L	Ca	钙	2.38	2.11～2.52	mmol/L
A/G	白蛋白/球蛋白	2.0	1.2～2.4		P	磷	1.14	0.85～1.51	mmol/L
PAB	前白蛋白	197.8 ↓	200～400	mg/L	LDH	乳酸脱氢酶	208.9	120～250	U/L
UREA	尿素	4.9	3.1～8.8	mmol/L	CK	肌酸激酶	93.2	40～200	U/L
Cr–S	肌酐	51.6	41～81	μmol/L	HBDH	α-羟丁酸脱氢酶	158.6	72～182	U/L
UA	尿酸	347.7	155～357	μmol/L	HSCRP	超敏C-反应蛋白	3.68 ↑	0～3	mg/L
CysC	胱抑素C	1.02	0.59～1.03	mg/L	ApoAl/ApoB	载脂蛋白A1/B	1.5		
GLU	葡萄糖	8.79 ↑	3.9～6.1	mmol/L					
TC	总胆固醇	4.10	<5.2	mmol/L					

图18-2 生化检查

分析项目		检验结果	参考范围	单位	方法
hs–cTnT	高敏肌钙蛋白T	14.52 ↑	0～14	pg/mL	电化学发光法
Myo	肌红蛋白	52.62	<58	ng/mL	电化学发光法
NT–proBNP	B型氨基端尿钠肽原	1 633 ↑	0～125	pg/mL	电化学发光法
CK–MB mass	肌酸激酶同工酶MB质量	2.11	0～3.61	ng/mL	电化学发光法

图18-3 胸痛组套指标

影像检查

患者左心房前后径54 mm，左心室EF值为43%，二尖瓣轻度反流，三尖瓣轻中度反流（图18-4）。

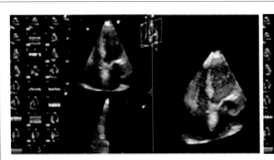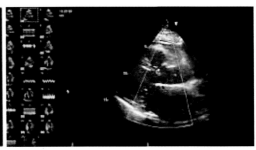

主动脉根部内径 31 mm	左心房前后径 54 mm	室间隔厚度 10 mm	左心室舒张期末内径 47 mm
左心室后壁厚度 8 mm	左心室收缩期末内径 37 mm	LVEF(Teich) 43%	右心房横径 42 mm
右心室横径 34 mm	二尖瓣E峰 122 cm/s	EDT 180 ms	间隔e' 6 cm/s
侧壁e' 8 cm/s	E/e' 17.6	肺动脉压收缩压 21 mmHg	TAPSE 19 mm

图像所见：

经胸二维、三维超声探查：

1. 左心房增大，余房室腔不大。室间隔、左心室后壁厚度正常。静息状态下左心室壁活动幅度减弱。

2. 各瓣膜形态、活动未见明显异常。彩色多普勒示舒张期主动脉瓣轻度反流，收缩期二尖瓣轻度反流、三尖瓣轻中度反流，连续多普勒测收缩期三尖瓣最大反流压差 18 mmHg。

超声提示：

左心房增大；

主动脉瓣轻度反流；

二尖瓣轻度反流；

三尖瓣轻中度反流；

左心室收缩舒张功能减退。

图18-4 患者彩超检查

诊断与评估

诊断

高血压，高血压心脏病，持续性房颤，心功能3级，2型糖尿病，帕金森病，类风湿关节炎。

术前评估

1. **手术风险评估** 患者卒中及出血风险使用卒中风险（CHA$_2$DS$_2$-VASc评分）评估表（表18-1）及出血风险（HAS-BLED评分）评估表（表18-2）来量化评估。

2. **术前影像检查**

（1）经食管超声心动图综合多角度测量左心耳开口直径，左心耳开口呈类圆形，左心耳内无明显的血栓形成，深度可观（图18-5，图18-6，表18-3），血流速度12 cm/s。

表 18-1　卒中风险评分

CHA$_2$DS$_2$-VASc	评分
慢性心力衰竭/左心室功能不全（C）	1
高血压（H）	1
年龄≥75岁（A）	2
糖尿病（D）	1
卒中/TIA/血栓栓塞病史（S）	0
血管性疾病（V）	0
年龄65～74岁（A）	0
女性（Sc）	1
合计	6

表 18-2　出血风险评分

HAS-BLED	评分
高血压（H）	1
肝、肾功能不全（A）	0
卒中（S）	0
出血（B）	0
异常INR值（L）	0
年龄>65岁（E）	1
药物或饮酒（D）	0
合计	2

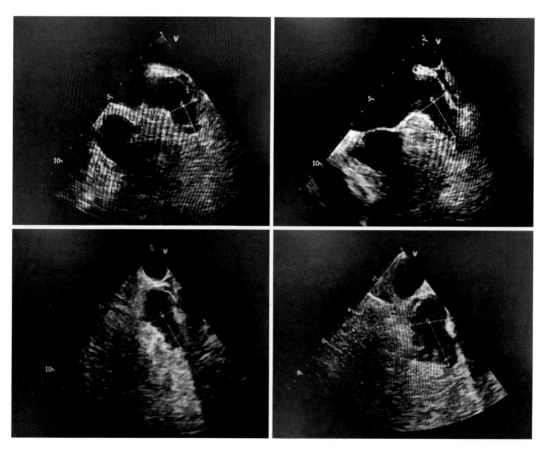

图18-5　术前左心耳TEE检查

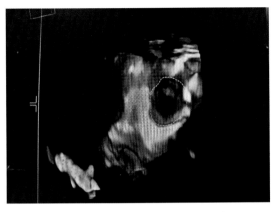

图18-6 术前左心耳TEE三维影像

表 18-3 左心耳测量数据

角度	开口（mm）	深度（mm）
0°	18	19
45°	20	24
90°	18	23
135°	19	23

（2）术前CT：左心耳开口与左上肺静脉相较属于常规位置左心耳，房间隔穿刺位置靠下、靠后即可，左心耳多分叶，整体呈鸡翅型，远端梳状肌发达，深度空间有限（图18-7）。

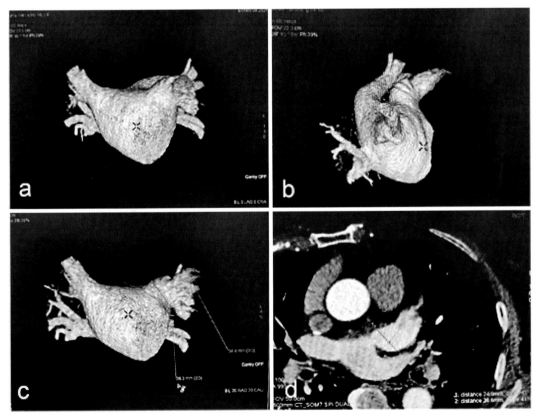

图18-7 术前CT

a，CT正位；b，CT侧位；c，CT肝位；d，CT二维测量

治疗方案

用药方案：沙库巴曲缬沙坦50 mg，每日2次；美托洛尔25 mg，每日1次；达格列净10 mg，每日1次；二甲双胍0.5 g，每日2次，帕金森病治疗维持原方案，房颤抗凝选用利伐沙班15 mg，每日1次，胃三联。

手术方案：局部麻醉，ICE指导下房颤射频消融＋左心耳封堵一站式手术，预计使用30 mm WATCHMAN封堵器。

手术过程

ICE下左心房建模与房间隔穿刺

在ICE指导下进行左心房建模，结合三维模型，实时调整穿刺点高、低、前、后，直视穿刺（图18-8）。

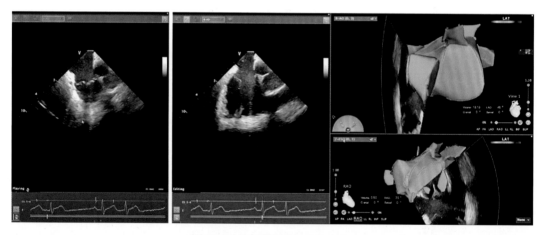

图18-8　ICE扇面HOMEVIEW

左心耳造影

猪尾型血管造影导管造影可见左心耳远端复杂的分叶结构，内部空间狭窄，测量开口23.5 mm，深度22.5 mm，穿刺轴向佳，猪尾型血管造影导管顺利进入左心耳上分叶（图18-9）。左心房压19 mmHg，提示左心耳充盈。ACT 300 s。

封堵策略分析

左心耳远端分叶结构复杂，不建议将鞘管送至过深，左心耳的整体形态内部不规则，封堵器展开后自适应形态会不太对称，左心耳下口处存在一较大分

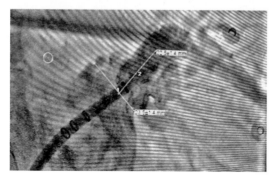

图18-9　左心耳造影测量

叶，术中注意将其封堵住（图18-10）。

第一次展开

封堵器置入过深，远端张开不充分，左心耳下分叶未封堵住，需要进行半回收操作调整（图18-11）。

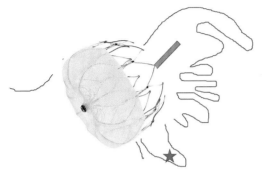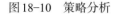
图 18-10　策略分析

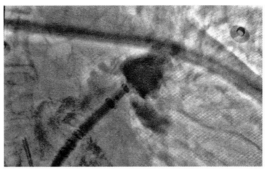
图 18-11　第一次展开造影

半回收后展开造影

鞘管回撤回收调整，左心耳内狭小空间将鞘管挤出较多，封堵器展开后，位置不合适，露出左心耳外太多，需要全回收且重新定位放置（图18-12）。

全回收重新调整后展开造影

由于上缘嵴部，封堵器上缘自适应嵴部，整体呈现出不对称形态，在近平开口位置封堵，下口分叶未见明显的造影剂流入，左心耳分叶封堵完全，无明显残余分流（图18-13）。

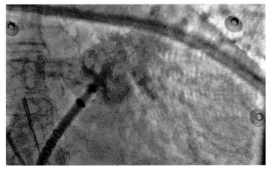
图 18-12　半回收后造影

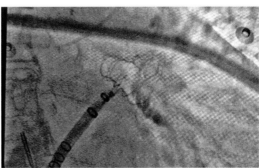
图 18-13　全回收调整后造影

PASS原则评估

封堵器平口封堵，未见明显的露肩，整体形态良好；ICE下牵拉试验可见封堵器与左心耳壁同步运动，压缩比23.0% ～ 26.7%，未见明显的残余分流。符合PASS原则（图18-14）。

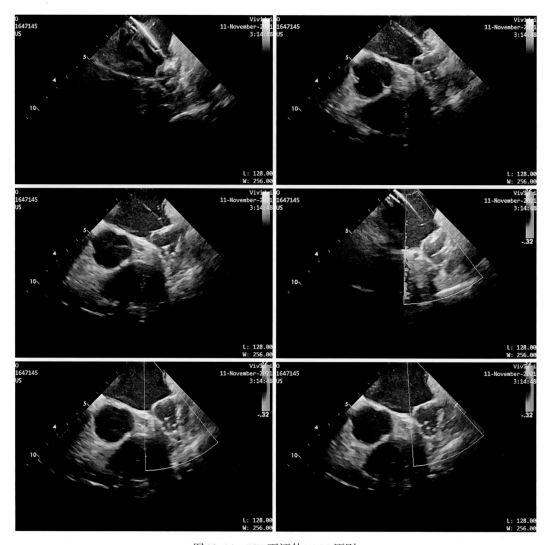

图18-14 ICE下评估PASS原则

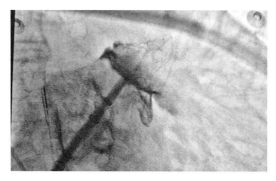

图18-15 释放后造影

释放封堵器

下口处分叶已有造影剂滞留现象，未见明显的造影剂流入，达到手术封堵要求，释放封堵器，手术成功（图18-15）。

术后未见明显的心包积液（图18-16）。

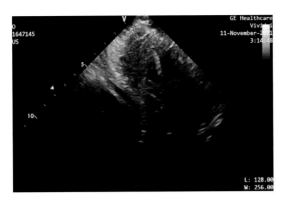

图 18-16　检查心包积液情况

术后情况

术后用药

沙库巴曲缬沙坦 50 mg，每日 2 次；美托洛尔 47.5 mg，每日 1 次；盐酸胺碘酮 200 mg，每日 3 次，胃三联。达格列净 10 mg，每日 1 次；二甲双胍 0.5 g，每日 2 次；帕金森病治疗维持原方案。植入术后抗凝方案为利伐沙班 15 mg，每日 1 次。

小　　结

术前结合 CTA 和 TEE 评估，选择最佳的封堵器，术中通过 ICE 指导房间隔穿刺寻找最佳穿刺位点，ICE 指导下充分评估安全性后再释放。对于结构复杂、难以准确评估内部空间的左心耳，术中鞘管操作不能送得过深，保证安全第一。左心耳的分叶较多且分叶狭长而深，需注意有效地将每个分叶严密地覆盖住，保证手术最好的疗效。WATCHMAN 封堵器具有极好的适应性，能够贴合左心耳形态，适应左心耳内部结构呈现出不同的形态。

病例 19

菜花型左心耳封堵

上海中医药大学附属普陀区中心医院　　杨　伟

病例资料摘要

病史

患者女性，79岁，半年前反复心慌，无明显咳嗽、活动后气促等不适，于我院就诊后考虑为阵发性房颤。2年前出现头晕乏力、肢体运动障碍等不适，外院就诊后考虑为急性脑梗死，经溶栓治疗后目前无明显后遗症。1周前患者反复心慌症状加重，现为进一步治疗收住入院。

健康状况一般。既往高血压病史十年余，血压控制良好。否认冠心病、糖尿病等慢性疾病史。2年前曾因急性脑梗死住院治疗，目前恢复可。冠状动脉造影提示冠状动脉硬化，无显著狭窄。

体格检查

体温36.6℃，心率91次/分，呼吸频率22次/分，血压135/89 mmHg，体重59 kg。

诊断与评估

诊断

阵发性房颤，高血压，脑梗死。

术前评估

1. 手术风险评估　使用卒中风险评分（CHA_2DS_2-VASc评分）量表（表19-1）和出血风险评分（HAS-BLED评分）量表（表19-2）进行术前评估。

2. 术前影像检查

TEE显示左心耳呈多分叶菜花型，开口21～23 mm，深度22～25 mm（图19-1，表19-3）。

表 19-1　卒中风险评分

CHA$_2$DS$_2$-VASc	评分
慢性心力衰竭/左心室功能不全（C）	0
高血压（H）	1
年龄≥75岁（A）	2
糖尿病（D）	0
卒中/TIA/血栓栓塞病史（S）	2
血管性疾病（V）	0
年龄65～74岁（A）	0
女性（Sc）	1
合计	6

表 19-2　出血风险评分

HAS-BLED	评分
高血压（H）	1
肝、肾功能不全（A）	0
卒中（S）	1
出血（B）	0
异常 INR 值（L）	0
年龄＞65岁（E）	1
药物或饮酒（D）	0
合计	3

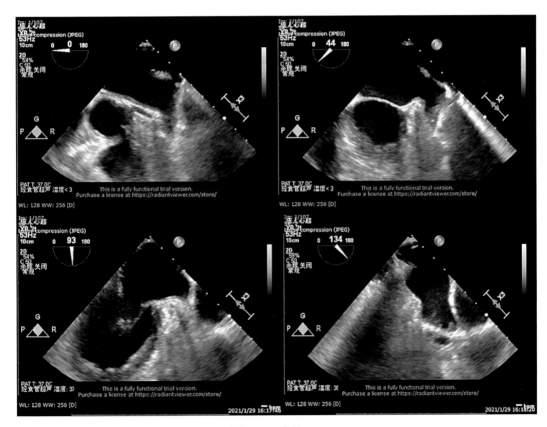

图 19-1　术前 TEE

表19-3　TEE下左心耳测量数据

角　度	开口（mm）	深度（mm）
0°	22	25
45°	23	24
90°	21	22
135°	20	25

治疗方案

该患者卒中风险6分（表19-1），出血风险3分（表19-2），符合左心耳封堵术适应证，经临床讨论拟行经皮房颤冷冻消融术＋左心耳封堵术。

手术过程

术中左心耳造影

造影显示左心耳为菜花型，梳状肌发达，左心耳测量外口23 mm，深度约22 mm（图19-2）。

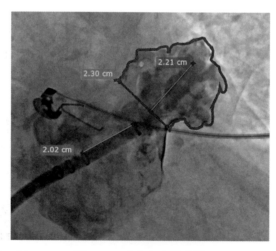

图19-2　术中左心耳造影

封堵策略分析

肝位造影，可用深度足够，穿刺位点偏下偏后，鞘管轴向较好，左心耳开口23 mm，深度22.1 mm，与术前超声基本一致，选择27 mm封堵器。

PASS原则评估

TEE下测量压缩比18%～25%，无残余分流，无明显露肩，四腔心切面未见积液。符合PASS原则（图19-3）。

超声所见：

封堵术中TEE（WACTHMAN）：

1. 取0°、45°、90°及135°，观察封堵器展开情况，直至封堵器置于恰当位置。监测封堵器牵拉试验的整个过程，监测封堵器不会脱落。
2. 在封堵器脱钩前，彩色多普勒于封堵器周围未见明显残余漏。
3. 封堵器脱钩后，左心耳封堵器位置良好、牢固，彩色多普勒于封堵器周围未见明显残余漏。
4. 未见明显心包积液。

超声提示：

左心耳封堵术中食管超声监护。

图 19-3　术中TEE报告

术后情况

术后用药

利伐沙班10 mg，每日1次；琥珀酸美托洛尔47.5 mg，每日1次；盐酸胺碘酮200 mg，每日1次；阿托伐他汀20 mg，每日1次；雷贝拉唑20 mg，每日1次。

小　结

（1）房间隔穿刺位置对于左心耳封堵术是至关重要的。

（2）结合TEE明确左心耳形态为"草莓"型，梳状肌发达，开口大小为23 mm，深度足够。

（3）根据患者左心耳形态，优先选择塞式封堵器。

（4）鞘管轴向可根据左心耳形态进行微调整，保证鞘管与左心耳轴向平行，避免反复调整导致封堵器损坏或发生并发症。

专家点评

这个病例，左心耳封堵适应证明确，术前准备完善，手术技巧优秀；但美中不足的是，可能由于时间篇幅的限制，术中的操作步骤未在幻灯片中做详尽展示。

（上海交通大学医学院附属第六人民医院　李京波教授）

病例 20

极浅蘑菇型左心耳封堵

新疆医科大学第一附属医院　李耀东　杨　徐

---------------- 病例资料摘要 ----------------

病史

患者男性，71岁，于6年前在劳累后反复出现胸痛不适，胸痛呈隐痛，位于心前区，持续5分钟，休息后自行缓解。就诊于当地某医院，诊断为冠心病。于2016年11月、12月行"冠脉造影＋支架置入术"植入支架6枚，今患者为行心房颤动相关治疗再次就诊我院。既往诊断为高血压，4年前有脑梗死病史；有吸烟史，约50年，每天吸烟20支，戒烟2年余；饮酒史30年，平均500克/次，每周1次，已戒酒3年；无冶游史。

体格检查

体温36.4℃，心率71次/分，呼吸频率17次/分，血压129/73 mmHg，体重82 kg。

实验室检查

（1）血常规：Hb 152 g/L，WBC 5×10^9/L，PLT 219×10^9/L。

（2）生化检查：Cr 76.77 μmol/L，K 3.65 mmol/L。

（3）pro-BNP 301 ng/L。

---------------- 诊断与评估 ----------------

诊断

心房颤动，高血压。

术前评估

1. 手术风险评估　使用卒中风险评分（CHA_2DS_2-VASc评分）量表（表20-1）和出血风险评分（HAS-BLED评分）量表（表20-2）进行术前评估。

2. 术前影像检查

（1）术前食管超声提示左心耳开口14～17 mm，深度24～26 mm（表20-3）；左心耳血流速度74 cm/s；左心房及左心耳血流速度明显变慢，自发显影较重。

表 20-1 卒中风险评分

CHA$_2$DS$_2$-VASc	评分
慢性心力衰竭/左心室功能不全（C）	1
高血压（H）	1
年龄≥75岁（A）	0
糖尿病（D）	0
卒中/TIA/血栓栓塞病史（S）	2
血管性疾病（V）	1
年龄65～74岁（A）	1
女性（Sc）	0
合计	6

表 20-2 出血风险评分

HAS-BLED	评分
高血压（H）	1
肝、肾功能不全（A）	0
卒中（S）	1
出血（B）	0
异常INR值（L）	0
年龄>65岁（E）	1
药物或饮酒（D）	0
合计	3

表 20-3 TEE 下左心耳测量数据

角　度	开口（mm）	深度（mm）
0°	15	14
45°	16	17
90°	16	18
135°	16	22

（2）TTE 显示左心腔增大，左心室壁节段性运动异常，主动脉钙化，瓣钙化，窦部及升主动脉增宽，卵圆孔未闭。

（3）CT：Truplan 三维重建左心耳为蘑菇型，穿刺点不宜太高（图20-1）。Truplan 测量左心耳开口14～17 mm，平均开口15.8 mm（图20-2）。预选择21 mm 封堵器。

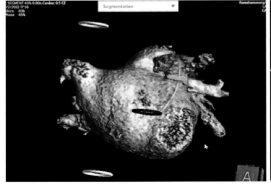

图 20-1　术前 Truplan 左心耳重建

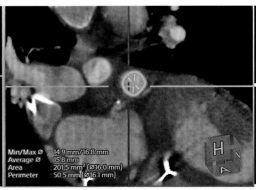

图 20-2　Truplan 左心耳开口测量

治疗方案

根据卒中风险（表20-1）及出血风险评分（表20-2），经临床讨论后，采用冷冻消融术＋左心耳封堵术一站式的治疗方案。术前Truplan分析左心耳为蘑菇型，开口小，深度极浅，穿刺位置不宜太高，需要多次借深度，保证封堵器露肩不会太多。

手术过程

术中左心耳造影

造影显示左心耳呈蘑菇型，轴向较好，深度极浅（图20-3）。左心耳开口17 mm，有效深度仅13 mm。

封堵策略分析

左心耳开口17 mm，有效深度仅13 mm，选择21 mm封堵器，封堵器展开后的长度为17 mm，术中操作时需体外预借深度＋体内多次调整借深度保证封堵器位置合适、减少露肩。

封堵器展开

封堵器展开，位置良好，肝位（RAO 30°＋CAU20°）造影显示肩部卡进左心耳上缘，露肩在可允许范围内（图20-4）。

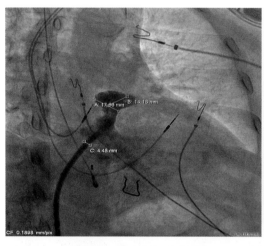
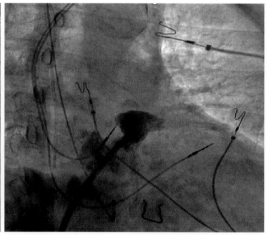

图20-3　术中左心耳造影　　　　　　图20-4　封堵器展开后造影

PASS原则评估

TEE各角度下均无残余分流，最大露肩4 mm，压缩比18% ～ 21%，四腔心切面未见积液（图20-5），符合PASS原则释放。

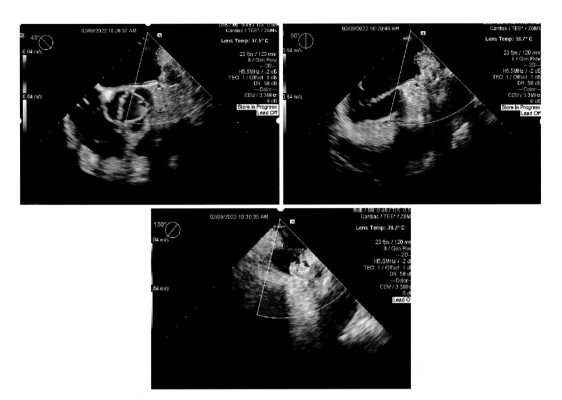

图 20-5 TEE 下 PASS 原则评估

术后情况

术后用药

利伐沙班 10 mg，每日 2 次，服用 3 个月；盐酸胺碘酮 0.2 g，每日 3 次，服用 1 周后改为 0.2 g，每日 2 次；再服用 1 周后改为 0.2 g，每日 1 次，服用 3 个月；洋托拉唑 40 mg，每日 1 次，服用 1 个月；阿托伐他汀 20 mg，每晚 1 次，睡前口服；美托洛尔 23.75 mg，每日 1 次，服用至术后 3 个月。

专家点评

术前 TEE 测量结果偏大，与实际数字减影血管造影下测量有误差，术前 Truplan 分析与实际更加贴切，手术过程中，术中巧妙四借深度。但左心耳封堵术作为预防性手术，要关注安全问题。体内借深度时，应边展开边进，是相对运动的过程，术者需要更多经验的积累。

（烟台毓璜顶医院 李建平教授）

病例21

XR-STAR术式下房颤消融联合浅左心耳封堵

河北医科大学第二医院　谢瑞芹　张亚楠

病例资料摘要

患者女性，66岁。因心悸8年，加重伴胸闷、气短1年入院。

诊断与评估

诊断

心律失常，非瓣膜性持续性房颤，心力衰竭，陈旧性脑梗死，海绵状血管瘤，脑出血，先天性心脏病（房间隔缺损）。

术前评估

1. 手术风险评估　根据卒中风险评分（CHA$_2$DS$_2$-VASc评分）量表（表21-1）和出血风险评分（HAS-BLED评分）量表（表21-2）显示，该患者卒中风险评分5分，出血风险评分4分，有房颤和高卒中风险，服用抗凝药，有高出血风险，符合左心耳封堵适应证，与患者充分沟通，经临床决定行射频消融＋左心耳封堵术进行心律控制及卒中预防。

表21-1　卒中风险评分

CHA$_2$DS$_2$-VASc	评分
慢性心力衰竭/左心室功能不全（C）	1
高血压（H）	0
年龄≥75岁（A）	0
糖尿病（D）	0
卒中/TIA/血栓栓塞病史（S）	2
血管性疾病（V）	0
年龄65～74岁（A）	1
女性（Sc）	1
合计	5

表21-2　出血风险评分

HAS-BLED	评分
高血压（H）	0
肝、肾功能不全（A）	0
卒中（S）	1
出血（B）	1
异常INR值（L）	0
年龄＞65岁（E）	1
药物或饮酒（D）	1
合计	4

2. 术前影像评估

（1）多层螺旋电子计算机断层扫描仪（multislice computed tomography, MSCT）：MSCT重建测得左心耳开口18 mm × 16 mm（图21-1）。

（2）TEE提示该患者患有先天性心脏病，房间隔缺损（继发孔型），双房扩大，三尖瓣中度关闭不全，二尖瓣及主动脉瓣轻度关闭不全，左心耳排空正常，左心耳开口直径和深度在45°、90°和135°时分别为17 mm、25 mm，17 mm、24 mm和17 mm、20 mm。

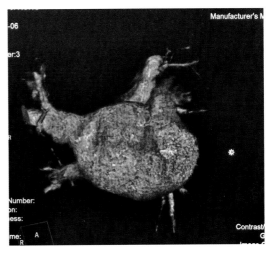

图21-1 左心耳三维重建

治疗方案

手术难点

左心耳内部梳状肌发达，且为锥形左心耳，真实空间较小，可用深度是否足够？选用多大尺寸封堵器更合适？封堵器太大会不会被挤出左心耳？

手术策略

根据造影及术前资料结合术中ICE各角度数据综合选择封堵器型号，此左心耳是圆口左心耳，内部呈锥形，要结合多种因素选择合适尺寸的封堵器；封堵器需缓慢展开，保证远端在上叶里；即将展开时抵住钢缆，避免封堵器回弹。

手术过程

数字减影血管造影

DSA下肝位造影，右前斜（RAO30°）足位（CAU20°）导引系统与猪尾型血管造影导管同时造影，暴露左心耳形态，左心耳呈双分叶菜花型，下缘梳状肌发达，内部真实空间为锥形。测得左心耳开口19.04 mm，深度16.27 mm（图21-2）。

封堵策略分析

拟定封堵策略，左心耳内部梳状肌发达，上叶空间较小，术前测得最大开口18 mm，术中造影测得开口为19.04 mm，两者数据接近。综合考虑，选用24 mm封堵器，将鞘管头端固定在上叶远端小叶

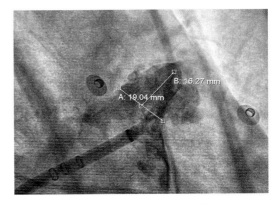

图21-2 术中左心耳造影

中，缓慢退鞘展开时远端尽可能不动，以防封堵器被挤出上叶，同时保持逆时针力不松开，减少下缘露肩。

封堵器展开，即刻造影

退鞘锁合输送系统与导引系统，缓慢退鞘展开封堵器；展开后即刻造影，显示封堵器封堵完全，但部分被挤出来导致下缘露肩过多（图21-3）。

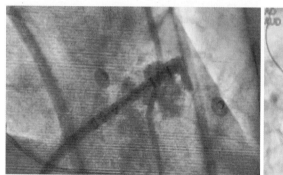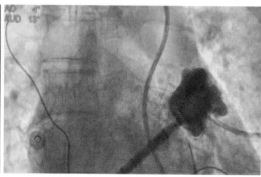

图21-3　封堵器展开及即刻造影

PASS原则评估

进行位置、锚定、尺寸及封堵评估。ICE各角度评估位置，确认露肩程度。ICE 135°下露肩较多（图21-4），决定全回收，重新封堵（图21-4）。

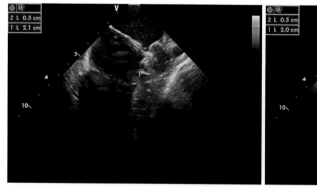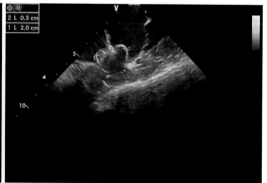

图21-4　ICE评估

分析及策略再制订

回收后用ICE查看各角度左心耳形态，再次确认左心耳开口及深度，在45°、90°、135°数据分别为16 mm、15 mm，18 mm、13 mm，19 mm、11 mm（图21-5）。

第一次展开分析

牵拉稳定，但是封堵器位置尚不理想。利用ICE体内模拟TEE各个角度测量左心耳开口及深度，采用我们中心XR-STAR术式可发挥另一只眼睛的作用。ICE下发现左心

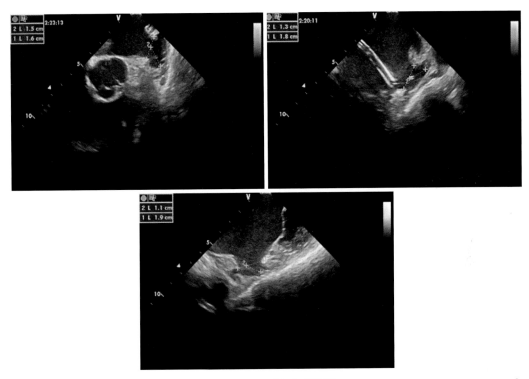

图 21-5　ICE 下各角度测量

耳内部空间狭小，呈敞口，由里到外呈 V 字形，24 mm 封堵器被略微向外压缩，考虑使用 21 mm 封堵器，这样可以充分利用左心耳内部空间。虽然封堵器大小与开口尺寸相近，但是左心耳内部的压缩依然可以让封堵器有不错的压缩，DSA 切线位下重新造影，测得左心耳开口 18 mm，深度 15 mm（图 21-6）。

第二次展开

切线位下第二次展开（图 21-7）。

展开后造影

展开后造影发现位置略深，未能封闭下叶，决定进行微回收向外调整（图 21-8）。

微回收向外调整

微回收后造影发现封堵器形态良好，完全封堵左心耳，位置良好（图 21-9）。

DSA 结合 ICE 评估 PASS 原则

在 DSA 下进行牵拉操作，结合 ICE 查看，封堵器稳定性良好，没有发生位移（图 21-10）。

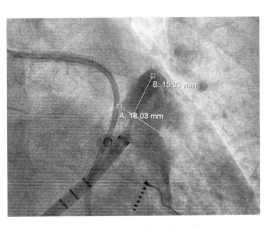

图 21-6　DSA 切线位造影

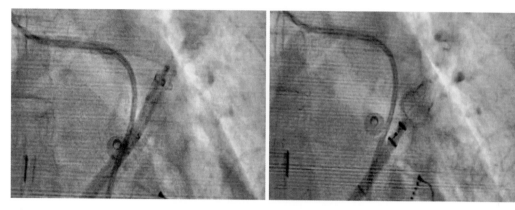

图21-7　DSA下切线位展开

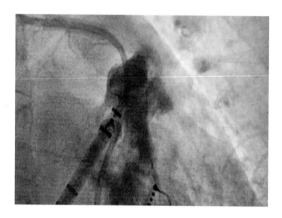

图21-8　DSA下切线位展开后造影

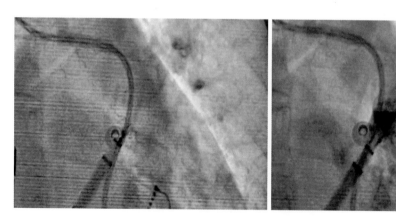

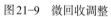

图21-9　微回收调整

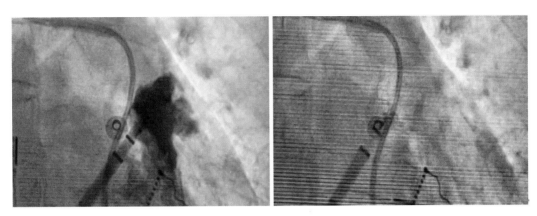

图 21-10 造影及牵拉测试

在 ICE 下模拟 TEE 45°、90°、135°，各角度位置均良好，封堵完全，压缩比 14% ～ 19%（图 21-11）。

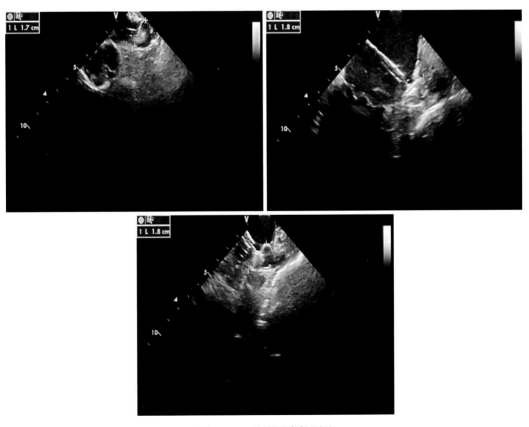

图 21-11 造影及牵拉测试

符合PASS原则，ICE下释放封堵器（图21-12）。

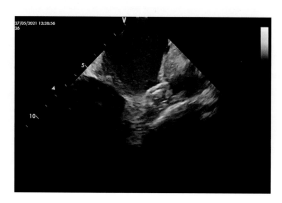

图21-12　封堵器释放

小　结

1. 一站式手术的意义　对于房颤合并脑栓塞、脑出血、脑血管畸形患者一站式手术更获益。

2. XR-STAR助力封堵器尺寸选择　封堵器型号选择应综合考虑术前影像资料及术中左心耳造影。对于解剖复杂的左心耳，XR-STAR术式起到了体内另一只眼睛的作用，更精准地判断左心耳解剖结构，直观地看到梳状肌分布情况、内部真实空间等，助力选择最合适的封堵器型号，降低手术时间及风险。

病例22

"大肚子" 左心耳封堵

厦门大学附属心血管病医院　周法光

---------- 病例资料摘要 ----------

病史

患者男性，59岁。心悸15年。11个月前意识不清，外院诊断为脑卒中。每日服用利伐沙班20 mg。3个月前肢体抽搐、意识不清，外院诊断为症状性癫痫、急性脑梗死。30年前甲亢，药物治疗后缓解，无复发。高血压20年。糖尿病4年。

入院心电图

入院心电图提示为房颤（图22-1）。

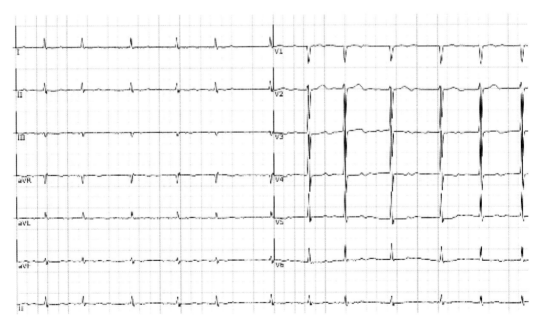

图22-1　心电图

诊断与评估

诊断

长程持续性房颤，高血压，脑梗死，糖尿病。

术前评估

1. 手术风险评估 使用卒中风险评分（CHA_2DS_2-VASc评分）量表（表22-1）和出血风险评分（HAS-BLED评分）量表（表22-2）进行术前评估。

<table>
<tr><td>表 22-1 卒中风险评分</td><td>表 22-2 出血风险评分</td></tr>
</table>

CHA_2DS_2-VASc	评分
慢性心力衰竭/左心室功能不全（C）	0
高血压（H）	1
年龄≥75岁（A）	0
糖尿病（D）	1
卒中/TIA/血栓栓塞病史（S）	2
血管性疾病（V）	0
年龄65~74岁（A）	0
女性（Sc）	0
合计	4

HAS-BLED	评分
高血压（H）	1
肝、肾功能不全（A）	0
卒中（S）	1
出血（B）	0
异常INR值（L）	0
年龄>65岁（E）	0
药物或饮酒（D）	0
合计	2

2. 术前影像评估

（1）术前CT：CT测量开口29~34 mm，从CT来看最大开口超过34 mm，按照正常封堵策略，成功率不是很高。结合TEE，需要封堵器进入左心耳稍远端，具体位置需结合造影结果。CT分析封堵器应大致处于该图两条红线之间（图22-2）。

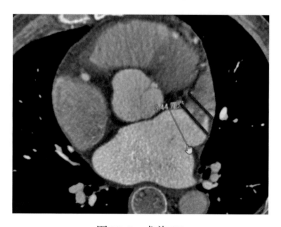

图22-2 术前CT

（2）术前TEE评估：TEE测量开口23.4 ～ 33 mm（图22-3，表22-3）。术前食管超声示左心耳上下缘不对称，深度较小。

封堵器展开后大致形态用红线标示（图22-4）。

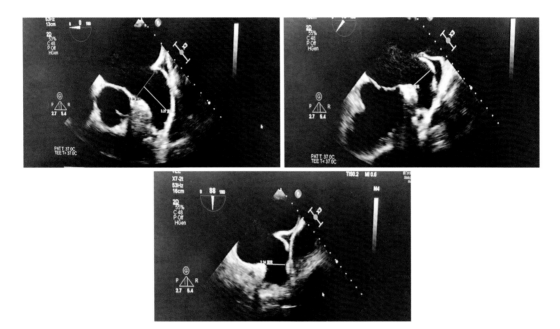

图22-3　术前TEE评估

表 22-3　TEE 下左心耳测量数据

角　度	开口（mm）	深度（mm）
0°	33.0	27.0
45°	25.0	20.0
90°	23.4	25.0
135°	30.0	24.0

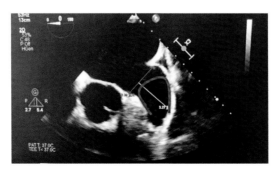

图22-4　术前超声评估

治疗方案

根据卒中风险评分（表22-1）和出血风险评分（表22-2）显示，该患者拥有高卒中风险，高出血风险，与患者充分沟通，决定行左心耳封堵术。全麻，标准式左心耳封堵术，拟选33 mm WATCHMAN封堵器。

手术难点为，左心耳中部肚子大而空，压缩比较差，需要制订合适的封堵策略。食管超声测量开口23.4～33 mm，CT测量开口29～34 mm，拟选择33 mm封堵器。

手术过程

术中左心耳造影

造影后发现患者左心耳外口接近40 mm，且左心耳中部肚子大而空（图22-5）。如果封堵外口，压缩较差，影响其稳定性。经过讨论，选择封堵内口。

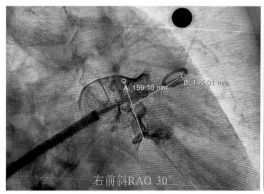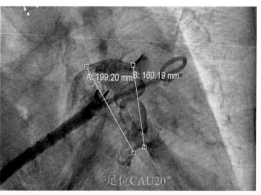

图22-5　术中左心耳造影

封堵策略分析

在TEE近135°下，测得开口最大为25.4 mm，深度22.3 mm左右（图22-6），所以首次决定用30 mm WATCHMAN封堵器。体外预借2.5 mm深度。

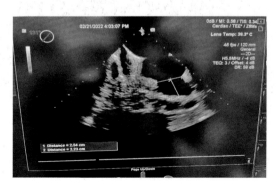

图22-6　术中TEE测量

全回收调整

在TEE和DSA下进行牵拉实验，牵拉后，封堵器位置有改变，135°下露肩略微增大，稳定性较差，决定予以全回收后，再次展开（图22-7，图22-8）。

鞘管继续往前送至左心耳上小叶远端，加强造影效果，使左心耳暴露充分，测量后开口在28 mm左右（图22-9），考虑后决定用30 mm封堵器再试一次。

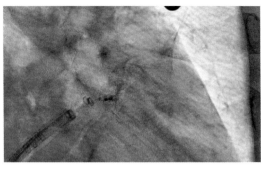
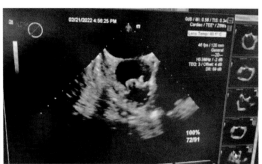

图22-7　DSA牵拉后　　　　　　图22-8　经食管超声牵拉后

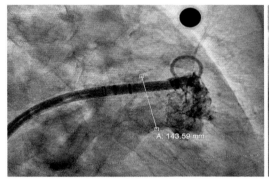
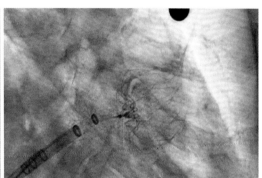

图22-9　重新造影　　　　　　图22-10　第二次展开后封堵器造影

第二次展开

鞘管深入，以获得封堵器展开后更加良好的位置。但是封堵器展开后，依旧基本没有压缩性的形态改变（图22-10）。

第二次全回收调整及第三次展开

牵拉实验不稳定，稳定性差，决定二次全回收。换用33 mm封堵器，鞘管进入左心耳极限深度，体外预借4 mm深度，控制鞘管缓慢后撤，展开封堵器，形态良好（图22-11，图22-12）。

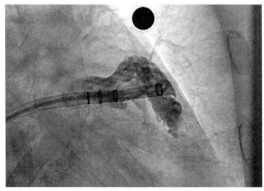
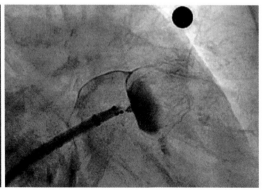

图22-11　再次左心耳造影　　　　　　图22-12　第三次展开封堵器造影

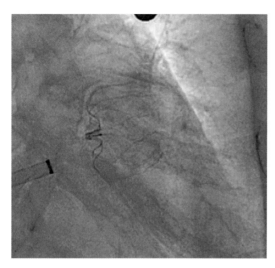

图22-13 释放后造影

封堵器释放

术中PASS原则评估，符合PASS原则，释放封堵器（图22-13）。

经食管超声心动图检查

TEE四个角度下，封堵器压缩好，形态好（图22-14，表22-4）。

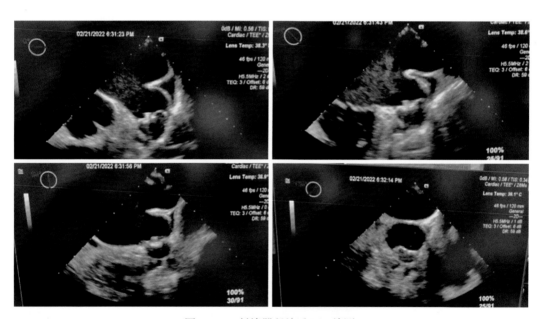

图22-14 封堵器释放后TEE检测

表22-4 TEE报告

角 度	残余漏	直径（mm）	压缩比（%）
0°	无	25.4	23.3
45°	无	25.6	22.4
90°	无	25.0	24.2
135°	无	25.1	23.9

术后情况

封堵术后用药方案为利伐沙班 15 mg，每日 1 次；阿司匹林 0.1 g，每日 1 次；氯吡格雷 75 mg，每日 1 次。

专家点评

本例为大肚子浅左心耳封堵，确实很有难度。术前 CT 的三维重建能明确左心耳的位置高低和轴向，更有利于封堵的成功。打造影剂应该更完全、充分，把隐藏的小分叶充分地暴露出来，用小叶来调整鞘管的走向能更轻松地完成封堵。封堵的策略可以考虑得更完美一些，可以选择封堵外口允许露肩从而减少残腔。全回收封堵伞难以成功时，考虑到封堵器是镍钛合金，遇冷变软，可以准备冰盐水更轻松地回收。

（南京市第一医院　周陵教授）

病例23

影像的骗局

中国科学院大学宁波华美医院　江隆福　吴　昊

------------------------------ 病例资料摘要 ------------------------------

病史

患者男性，67岁，因反复胸闷、心悸5年余入院。目前长期服用华法林但INR控制不佳，不愿接受长期口服抗凝治疗。

实验室检查

（1）葡萄糖（随机）8.95 mmol/L，其他肝、肾功能，离子等生化指标未见异常。

（2）甘油三酯2.71 mmol/L，总胆固醇6.22 mmol/L，高密度脂蛋白1.44 mmol/L，低密度脂蛋白3.95 mmol/L。

（3）血常规未见异常。

（4）INR 1.58。

（5）甲状腺功能、尿常规、粪便常规均无异常。

------------------------------ 诊断与评估 ------------------------------

诊断

持续性房颤，高血压3级（很高危）。

术前评估

1. 手术风险评估　使用卒中风险评分（CHA$_2$DS$_2$-VASc评分）量表（表23-1）和出血风险评分（HAS-BLED评分）量表（表23-2）进行术前评估。

2. 术前影像检查

（1）患者术前TEE检查示左心房前后径54 mm，右心房61 mm×55 mm，左心室舒张末内径49 mm，射血分数66%（表23-3）；收缩期血流速度55 cm/s，舒张期血流速度37 cm/s。二尖瓣、主动脉瓣、三尖瓣未见明显反流，肺动脉瓣未见反流，心包未见异常（图23-1，图23-2）。

表 23-1 卒中风险评分

CHA$_2$DS$_2$-VASc	评分
慢性心力衰竭/左心室功能不全（C）	0
高血压（H）	1
年龄≥75岁（A）	0
糖尿病（D）	0
卒中/TIA/血栓栓塞病史（S）	0
血管性疾病（V）	0
年龄65～74岁（A）	1
女性（Sc）	0
合计	2

表 23-2 出血风险评分

HAS-BLED	评分
高血压（H）	1
肝、肾功能不全（A）	0
卒中（S）	0
出血（B）	0
异常INR值（L）	1
年龄＞65岁（E）	1
药物或饮酒（D）	0
合计	3

表 23-3　TEE下左心耳测量数据

角　度	开口（mm）	深度（mm）
0°	—	—
45°	18	33
90°	21	30
135°	22	32

M型及二维		多普勒超声			
		项目	时相	流速（m/s）	压差（mmHg）
主动脉	瓣结构：　　正常 瓣开放幅度：18　mm　　窦部前后径：33　mm 瓣环内径：20　mm 升主动脉径：32　mm　　弓降部：　　正常	二尖瓣	收缩期		
			舒张期	0.7	1.96
左心房	前后径：　　54　mm　　左心房/主动脉：1.69 房间隔：连续正常	三尖瓣	收缩期		
			舒张期	0.5	1.00
左心室	室间隔：连续正常　　　运动与后壁反向 室间隔厚度：9　mm 舒张期末前后径：49　mm 收缩期末前后径：31　mm 后壁厚度：8　mm FS：37　%　　　　　EF：66　%	主动脉瓣	收缩期	1.0	4.00
			舒张期		
		肺动脉瓣	收缩期	1.0	4.00
			舒张期		
右心房径：61×55　mm　　右心室前后径：23　mm		心房水平			
肺动脉瓣结构：正常 主肺动脉径：　22　mm 右肺动脉径：　　　　　左肺动脉径：		心室水平			
二尖瓣结构：正常 三尖瓣结构：正常		动脉水平			

图 23-1　术前TEE报告

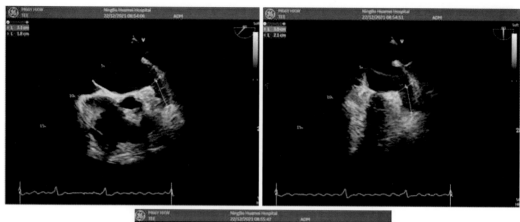

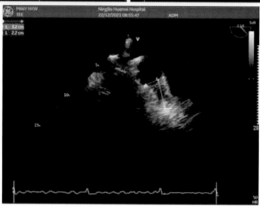

图23-2　术前TEE

（2）术前CT：提示左心耳最大开口为30.60 mm（图23-3）。

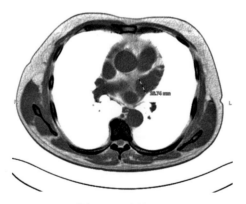

图23-3　术前CT

治疗方案

　　根据卒中风险评分（表23-1）和出血风险评分（表23-2）显示，该患者拥有高卒中风险，高出血风险，与患者充分沟通，决定行全麻下标准式房颤射频消融术+左心耳封堵术（经食管超声指导）。

手术难点

选择较低的穿刺位点以获取较好的轴向，借用足够的深度。

手术要点

根据体重予 7 000 U 肝素，每小时追加 1 000 U 肝素，测量左心房压。

手术过程

术中左心耳造影

肝位造影显示左心耳为风向袋型，测量示外口约 23 mm，内口约 21 mm，深度约 24 mm（图 23-4）。

足位造影显示左心耳为风向袋型，测量示口部约 29 mm，深度约 23 mm（图 23-5）。

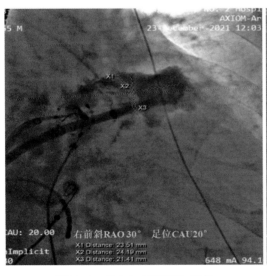 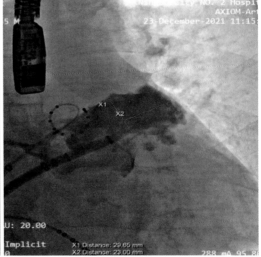

图 23-4　术中左心耳造影-肝位　　　　　　图 23-5　术中左心耳造影-足位

第一次展开封堵器

肝位（RAO 30°+CAU20°）下第一次展开封堵器（图 23-6）。

第二次封堵器展开及全回收调整

考虑到深度一般，体外借深度，约 1.5 mm；外鞘尽量向远端进入，三段式缓慢展开封堵器（图 23-7）。在展开的瞬间，利用鞘管顶住封堵器，避免封堵器回弹。展开后，封堵器即转向，封堵位置不佳，全回收（图 23-8）。考虑肝位造影远端暴露不充分，不是真正的切线位，拟换角度再造影。

第三次展开及全回收调整

左心耳形态暴露相对较好，测量开口 29 mm，鸡翅型，再次尝试 33 mm 封堵器（图 23-9）。

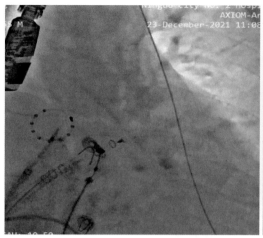

图23-6　第一次封堵器展开

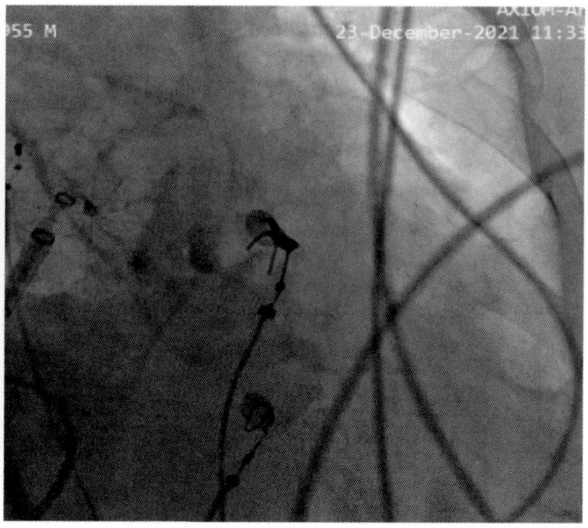

图23-7　第二次封堵器展开

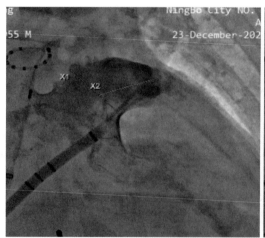

图23-8　第二次展开后造影

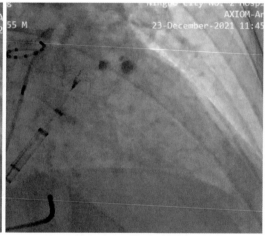

图23-9　第三次展开造影（RAO30°+CRA20°）

展开后，封堵器远端展开形态不佳，伞面还是略转向，造影后封堵位置不佳，全回收。前面三次展开都考虑大开口选择33 mm伞均失败，结合前面的多体位造影，考虑左心耳可能是深部梳状肌发达而口部椭圆形大敞口，且左心耳壁光滑。最后回工作体位，尝试30 mm伞平内口封堵（图23-10）。

展开后发现封堵器未转向，且形态较好，DSA下牵拉稳定。造影发现无残余漏，拟上TEE评估PASS原则。

PASS原则评估

（1）评估P——位置，TEE下各角度位置合适，无露肩（图23-11）。

（2）评估A——锚定，45°下牵拉稳定；S——尺寸，压缩比约为16%～20%；S——封堵，无残余分流（图23-12）。瓣膜、冠脉血管无影响，无心包积液。

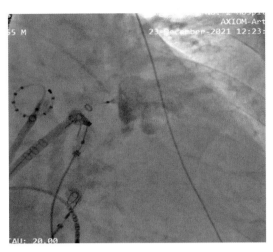

图 23-10 第四次展开造影（RAO30°＋CRA20°）

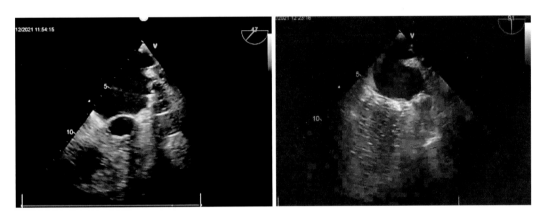

图 23-11 封堵器无明显露肩

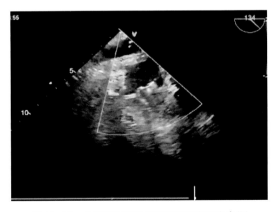

图 23-12 封堵器无明显露肩和周围残余漏

术后情况

术后用药

术后4小时再次超声检查，排除心包积液等异常后，予低分子肝素皮下注射，24小时后予利伐沙班20 mg，每日1次。

随访

45天、3个月、6个月随访复查TEE或CT血管造影（computed tomography angiography，CTA），根据复查结果及临床情况，个体化调整术后抗凝方案，如无异常，口服新型抗凝药3个月后，改为双抗至半年，之后长期单抗治疗。

小　　结

本例左心耳深部梳状肌发达，椭圆形光滑大开口。

手术难点为TEE影像无法很好地展现左心耳的真正形态，左心耳内部梳状肌发达，而口部光滑且大呈椭圆形，平口释放无法固定，选30 mm WATCHMAN封堵器，体外借深度，鞘管远端定位到左心耳体部，猪尾型血管造影导管尽量在远端的位置展开。

多种体位造影及展开后才明确左心耳的真正形态，忽略术前CT的影像，盲目选用大尺寸封堵器反而无法固定，可适当改变封堵策略，选择内口封堵。

专家点评

术者对于适应证把握得很好。术前CT、TEE要和术中造影合理互补利用，测得真实的左心耳尺寸数据，巧用术前CTA等的评估，才能把握开口、深度、穿刺位点，以有利于更好地选伞，少走弯路。同轴性不好的时候可以利用逆时针转动鞘管来到达同轴性。不要惧怕封堵器的露肩。对鞘管合理的逆时针用力可保证封堵轴向，同时快展开的时候加力顶住钢缆减少封堵伞的偏转。

（同济大学附属第十人民医院　陈维教授，上海交通大学附属胸科医院　江立生教授）

病例 24

"蹊径轻取妖耳"：非共面早分叶型左心耳封堵

上海交通大学医学院附属瑞金医院　丁风华　朱劲舟

---------------- 病例资料摘要 ----------------

患者男性，66岁，因反复心悸、胸闷数月入院，心电图示心房颤动。既往有高血压，心肌梗死，心肌病。

---------------- 诊断与评估 ----------------

诊断

阵发性房颤，心功能3级，高血压，心肌病。

术前评估

1. 手术风险评估　使用卒中风险评分（CHA_2DS_2-VASc评分）量表（表24-1）和出血风险评分（HAS-BLED评分）量表（表24-2）进行术前评估。

表24-1　卒中风险评分

CHA_2DS_2-VASc	评分
慢性心力衰竭/左心室功能不全（C）	0
高血压（H）	1
年龄≥75岁（A）	0
糖尿病（D）	0
卒中/TIA/血栓栓塞病史（S）	2
血管性疾病（V）	1
年龄65～74岁（A）	1
女性（Sc）	0
合计	4

表24-2　出血风险评分

HAS-BLED	评分
高血压（H）	1
肝、肾功能不全（A）	0
卒中（S）	1
出血（B）	0
异常INR值（L）	0
年龄>65岁（E）	1
药物或饮酒（D）	0
合计	3

2. 术前影像检查

（1）TTE测得LAd 52 mm，LVDd 52 mm，LVEF 50%。

（2）经食管超声心动图检查：早分叶型左心耳，上下两叶不在同一平面，左心耳下缘短，内部梳状肌稀疏，左心耳壁较为光滑（图24-1）。

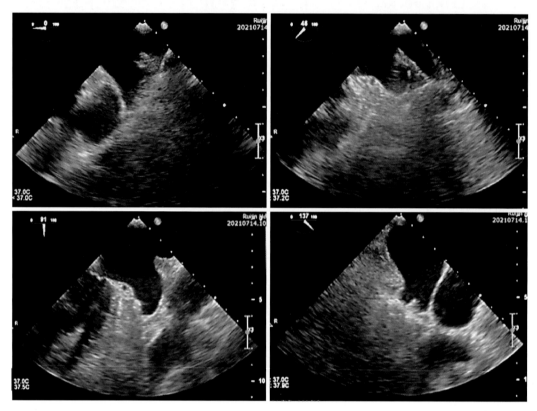

图24-1　术前TEE

治疗方案

采用全麻的麻醉方式进行标准单封堵，早分叶型的左心耳在经皮左心耳封堵术中一直是难度较大的一类，塞式封堵器容易卡进一叶导致下缘覆盖不全，而盘式封堵器则容易在共干区域展开导致外盘无法贴合；且该病例左心耳上叶深度合适，故先考虑用盘式封堵器尝试封堵。

手术过程

术中经食管超声心动图检查

术中TEE观察左心耳形态，并测量左心耳大小（图24-2，图24-3，表24-3）。

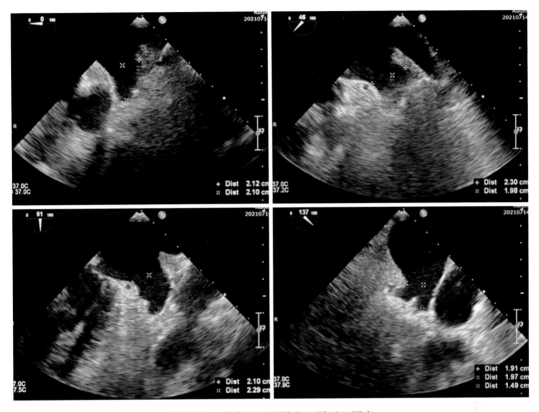

图 24-2　术中 TEE 测量左心耳开口深度

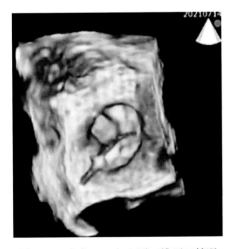

图 24-3　术中 TEE 左心耳三维开口情况

表 24-3　TEE 下测量左心耳数据

角度	开口（mm）	深度（mm）
0°	21	21
45°	23	20
90°	21	23
135°	20	15

TEE 引导下房间隔穿刺

术前 TEE 显示下叶深度较深，可能会用到下叶深度，故靠后靠下进行穿刺（图 24-4）。

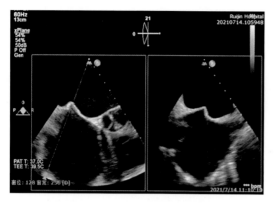

图24-4 TEE引导下房间隔穿刺

术中造影及封堵策略选择

因共干较浅，固定盘尽量在上叶锚定，分别测量各个体位的数据，锚定区为15～17.5 mm，口部22～25 mm，故选择18～28 mm规格LACbes封堵器（图24-5）。

盘式封堵器尝试首次封堵

在RAO 56°＋CAU 16°体位下展开封堵器，鞘管走上叶，尽可能深放。固定盘展开后，造影显示下缘在左心耳外，TEE与造影吻合（图24-6）。

二次展开，加大逆时针，使固定盘下缘尽量卡进下叶，同时加大推送力度，尽可能深放；鉴于上叶空间狭窄，展开过程中固定盘形状扭曲，最后完全展开瞬间封堵器下缘弹出左心耳。TEE显示封堵器双盘未分离，且固定盘太浅直接压迫左心耳下缘（图24-7）。

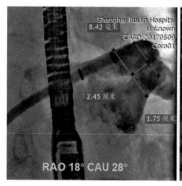
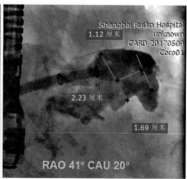
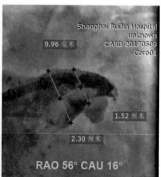

图24-5 术中多体位造影及测量

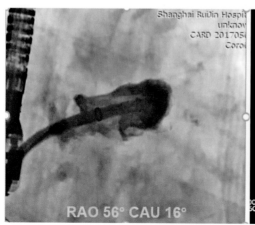
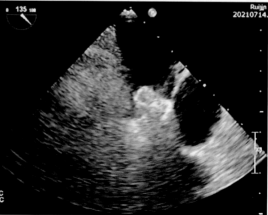

图24-6 LACbes封堵器内盘放置

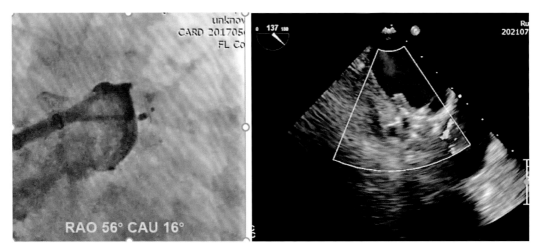

图 24-7　二次展开 LACbes 封堵器

　　再次回收调整,固定盘始终无法在上叶远端锚定;牵拉测试时,封堵器不稳定,被直接拉出左心耳(图 24-8)。

封堵策略调整

　　该左心耳为双分叶左心耳,共干极浅。梳状肌较少,左心耳壁光滑,固定盘无法稳定锚定。下缘短,无足够区域为固定盘提供着陆点。故调整策略,更换大一号或小一号的封堵器,问题不能解决。改用 WATCHMAN(波科公司研发的塞式封堵器)。肝位造影右前斜(RAO 45°)体位下,左心耳深度仅为 17 mm 左右;右前斜(RAO 54°)体位下,深

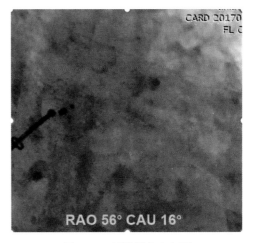

图 24-8　封堵器出左心耳

度较大,但鞘管轴向较高,张力大,且同轴性不佳,因此实际可用深度同样有限;测量左心耳开口约为 23 mm,结合 TEE 数据,选择 27 mm WATCHMAN 封堵器(图 24-9)。

展开 WATCHMAN 封堵器

　　选择在 RAO 54° + CAU 20° 体位下展开,左心耳壁光滑,应尽量深放,平口,不宜过多露肩;体外预借 1 mm,封堵器到位,鞘管锁合后,为防止深度丢失,在确认远端安全的情况下稍推动钢缆顶出封堵器,再退鞘展开;缓慢退鞘,分段式展开;封堵器远端展开后,边缓慢退鞘边向里轻推钢缆;待即将完全展开时,保持封堵器膨胀 1 ~ 2 s 使倒钩充分着陆;最后在展开瞬间用适当力度顶住钢缆,完全展开封堵器(图 24-10)。

PASS 原则评估

　　TEE 各角度显示封堵器位置合适,形态良好,仅 135° 稍有露肩,约 3.5 mm(图 24-11)。符合 PASS 原则中的 P——位置原则。

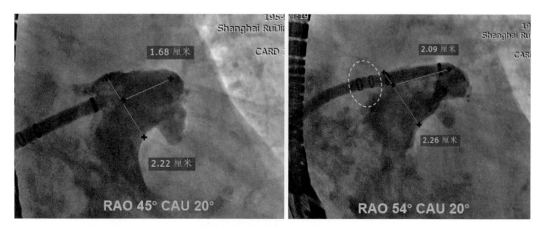

图24-9　塞式封堵器封堵策略

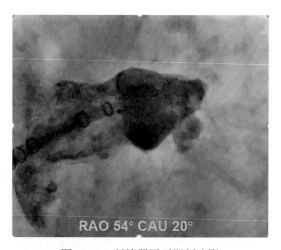

图24-10　封堵器展开即刻造影

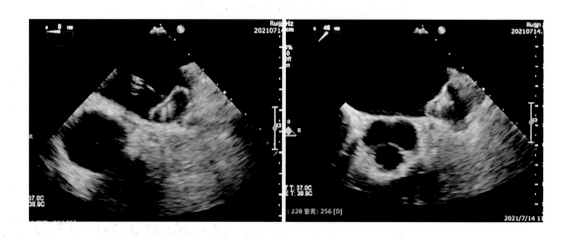

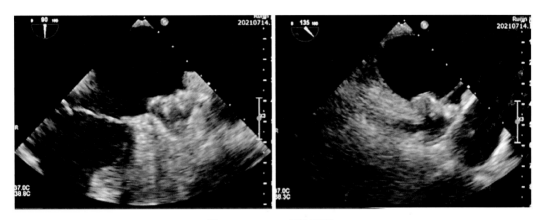

图 24-11　PASS 原则评估 P

牵拉稳定、回弹迅速，符合 PASS 原则中的 A——锚定要求（图 24-12）。

压缩比为 15% ～ 17%，平均压缩比 16%；符合 PASS 原则中的 S——尺寸原则（图 24-13）。

各角度无明显残余分流，符合 PASS 原则中的 S——封堵要求（图 24-14）。

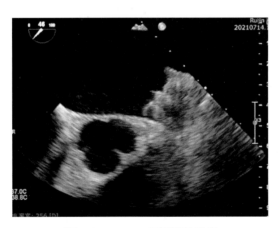

图 24-12　PASS 原则评估锚定

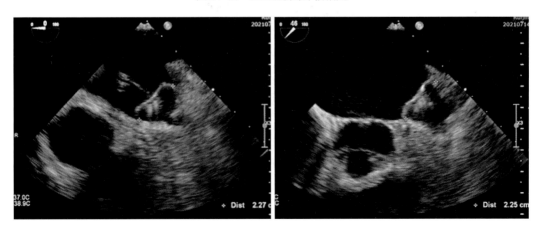

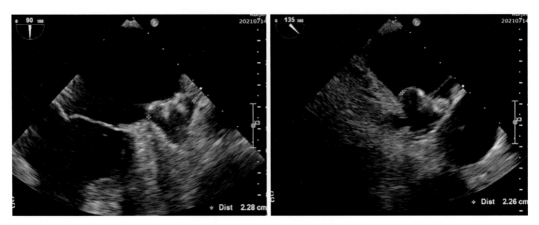

图 24-13 PASS 原则评估尺寸

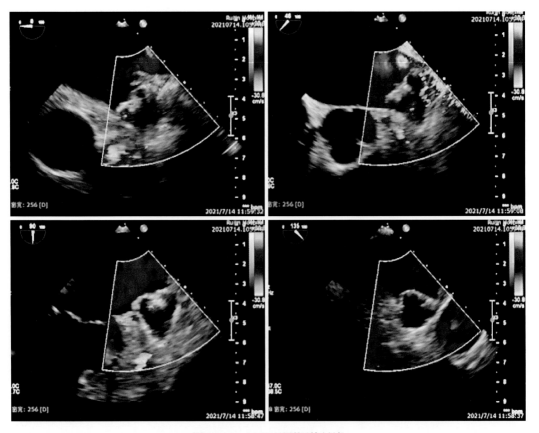

图 24-14 PASS 原则评估封堵

术后情况

术后给予利伐沙班 20 mg，每日 1 次，抗凝 3 个月；胺碘酮抗心律失常治疗；保护胃黏膜、控制血压等对症治疗；3 个月后复查食管超声调整抗凝方案。

小　　结

（1）该患者虽然年纪较轻，但左心房较大（52 mm），心功能较差，既往有心肌病、高血压病史和心肌梗死病史，卒中及出血评分均较高，为患者的远期获益和生活质量改善，建议行 LAAC。

（2）对于复杂结构的左心耳，在没有 CT 的情况下，多体位造影结合 TEE 图像可以对左心耳的形态有更清晰的理解。

（3）相较于盘式封堵器，对于光滑、锥形真腔的左心耳，WATCHMAN 有它的优势；主要在于塞式封堵器自膨式的设计能更好地顺应左心耳结构，径向支撑以及直钩倒刺能提高封堵器的稳定性。

（4）WATCHMAN 封堵器借深度的方式有许多，除了体外预借深度外，展开过程中给予适当推力，以及展开即刻顶住钢缆都可以有效地创造深度。

（5）对于早分叶且两叶非共面的左心耳，盘式和目前的塞式封堵器都有局限性，塞式固定盘无法在浅共干锚定导致外盘贴合效果差；而塞式则容易卡在一叶中形成设备周围泄漏；但是即将到来的 WATCHMAN FLX 为这一难题提供了答案，期待 WATCHMAN FLX 早日在中国应用于临床，造福更多患者。

专家点评

早分叶裤衩型左心耳是左心耳封堵中挑战性很大的一种类型，朱教授术前评估充分，讲解细致到位，封堵效果完美，是非常精彩的病例。

（同济大学附属东方医院　余金波教授）

这个左心耳封堵难度较大，特别是较高的轴向更加使得封堵难上加难，但是在过硬的技术下，封堵结果十分完美。大角度下左心耳深度得以展示，证明左心耳明显向前折，更靠后穿刺能有一个更好的轴向。另外对于锥形左心耳，要严格控制露肩，防止封堵器最后展开瞬间被左心耳弹出。

（华中科技大学同济医学院附属梨园医院　张勇华教授）

病例 25

高难度低位敞口反鸡翅型浅左心耳封堵

天门市第一人民医院　尹　琼　夏旭辉

病例资料摘要

病史

患者女性，66岁，因间断性心悸半月入院。半年前因头晕就诊我院，查头部核磁共振示多发腔隙性脑梗死及脑软化灶，头颈血管CT血管造影示部分血管粥样硬化斑块形成，未见严重狭窄；心电图示心房颤动，给予利伐沙班20 mg，每日1次，抗凝治疗；后出现黑便，停用抗凝药。住院期间诊断高血压，血压最高为150/90 mmHg，否认糖尿病等病史。

体格检查

血压135/75 mmHg，心率88次/分。

心电图

动态心电图示全程为心房颤动。心电图正常（图25-1）。

实验室检查

血常规，肝、肾功能，凝血功能正常。NT-proBNP 897 pg/mL。

其他辅助检查

胃镜检查示糜烂性胃炎2级。

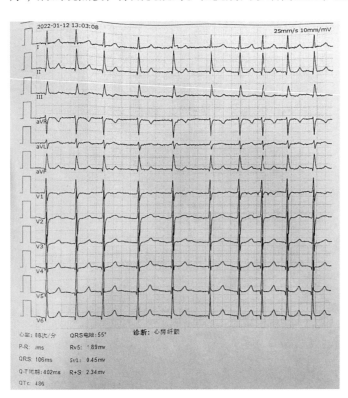

图25-1　术前心电图

诊断与评估

诊断

持续性房颤，高血压1级，多发性腔隙性脑梗死，脑软化灶。

术前评估

1. 手术风险评估　使用卒中风险评分（CHA_2DS_2-VASc评分）量表（表25-1）和出血风险评分（HAS-BLED评分）量表（表25-2）进行术前评估。

表25-1　卒中风险评分

CHA_2DS_2-VASc	评分
慢性心力衰竭/左心室功能不全（C）	0
高血压（H）	1
年龄≥75岁（A）	0
糖尿病（D）	0
卒中/TIA/血栓栓塞病史（S）	2
血管性疾病（V）	0
年龄65～74岁（A）	1
女性（Sc）	1
合计	5

表25-2　出血风险评分

HAS-BLED	评分
高血压（H）	1
肝、肾功能不全（A）	0
卒中（S）	1
出血（B）	1
异常INR值（L）	0
年龄＞65岁（E）	1
药物或饮酒（D）	0
合计	4

2. 术前影像检查

（1）TTE检查测得LA 43 mm，RA 42 mm，EF 53%；未见心包积液。

（2）TEE下不同角度测量左心耳大小（表25-3）。

表25-3　TEE下测量左心耳开口数据

角　度	开口（mm）	深度（mm）
0°	14	26
45°	16	23
90°	15	22
135°	18	25

（3）术前Truplan软件对CT分析，左心耳开口短径14 mm，长径20 mm；呈低位反鸡翅型，穿刺点需靠下靠前（图25-2）。最佳造影角度为常规肝位（RAO 30°+CAU 20°）。

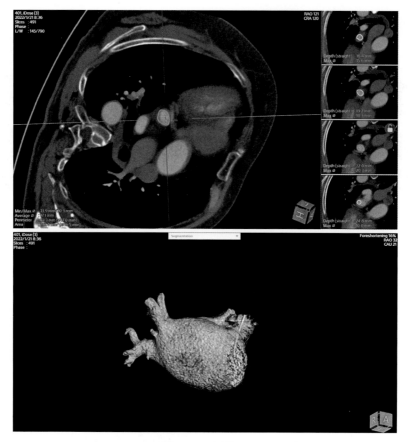

图25-2　术前CT

—————————————— 治疗方案 ——————————————

深度镇静+静脉复合麻醉，优化式手术方式，房颤射频消融+左心耳封堵一站式或其他联合术式。拟选21 mm或24 mm WATCHMAN封堵器。

—————————————— 手术过程 ——————————————

术中左心耳造影

肝位造影，左心耳开口约20 mm，可用深度17 mm，选用24 mm WATCHMAN封堵器（图25-3）。

封堵策略分析

低位敞口反鸡翅型左心耳，下缘短，上缘光滑且较长。封堵策略拟为利用反鸡翅内空间，鞘管沿猪尾型血管造影导管进入上叶翅根内获得可用深度，在封堵的过程中，保持逆时针力转动鞘管，尤其在封堵器展开瞬间，需始终保持逆时针力，使封堵器不会弹出左心耳或掉入下叶导致露肩过多、稳定性不佳。预计封堵效果为上缘贴合左心耳，下缘可能稍有露肩（图25-4）。

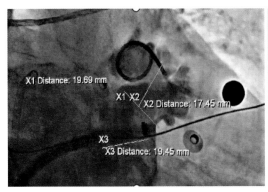
图25-3 肝位左心耳造影

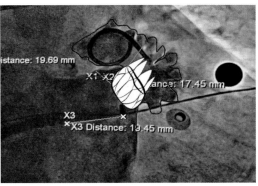
图25-4 封堵策略分析

封堵器第一次展开

体外预借1 mm深度，鞘管进入远端后（冒烟确认远端鞘管仍有空间），缓慢退鞘展开，保持逆时针力稳住鞘管，观察封堵器腰线位置与封堵线位置关系（若需二次借深度可冒烟确认远端是否有空间），封堵器即将展开瞬间，抵住鞘管，防止封堵器弹出左心耳（图25-5）。

展开后造影，可见封堵器位置良好，下缘稍露肩，未见明显残余分流，可进行PASS原则评估（图25-6）。

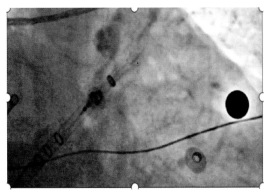
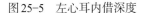
图25-5 左心耳内借深度

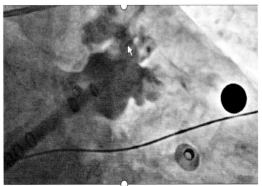
图25-6 封堵器展开后造影

PASS原则评估

1. 评估P——位置 TEE下评估各角度封堵器位置良好，仅135°下缘露肩4.6 mm（24 mm封堵器，小于1/3）（图25-7）。

2. 评估A——锚定 多角度下进行牵拉试验，可见封堵器回弹明显，稳定性良好（图25-8）。

3. 评估S——封堵 TEE下评估，4个角度下未见明显残余分流（图25-9）。

4. 评估S——尺寸 TEE下评估，4个角度下压缩比在8%～20.8%之间（图25-10）。

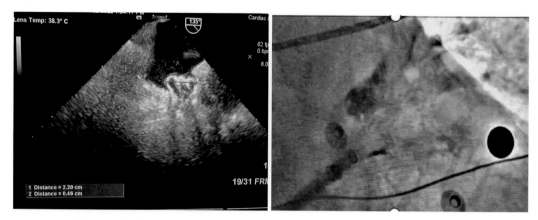

图25-7　TEE下评估位置　　　　　　　　图25-8　牵引试验截图

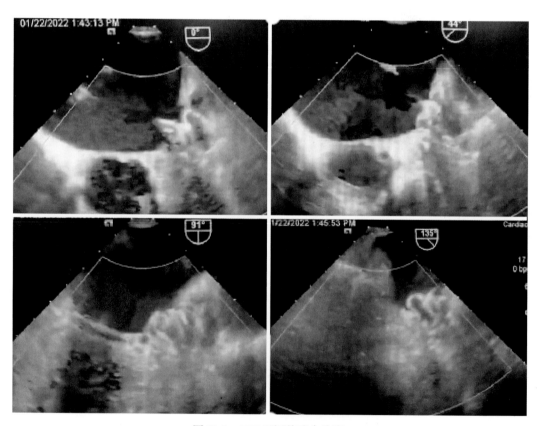

图25-9　TEE下评估残余分流

封堵器释放

经TEE及DSA下评估，封堵器位置良好，135°下缘露肩4.6 mm，多次牵拉稳定，各角度压缩比在8%～20.8%之间，各角度无明显残余分流，满足PASS原则，予以释放。术后TEE下查看未见心包积液。

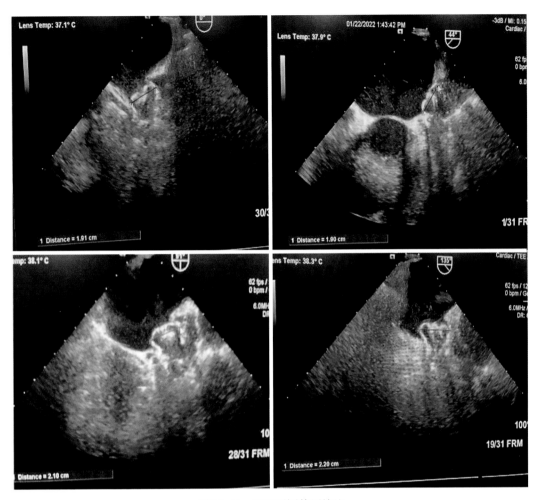

图 25-10 TEE 下评估压缩比

术后情况

术后用药

利伐沙班 20 mg，每日 1 次；阿托伐他汀 20 mg，每晚 1 次；培哚普利 4 mg，每日 1 次；比索洛尔 2.5 mg，每日 1 次；泮托拉唑 40 mg，每日 1 次；胺碘酮 0.2 g，每日 1 次。

随访

复查 TEE 可见封堵器位置正常，卵圆孔闭合，房室腔及左心耳内未见血栓形成。

小　　结

手术难点或亮点

（1）低位反鸡翅浅左心耳，对于鞘管轴向要求高，穿刺点位选择重要（偏下、偏前）。

（2）可用深度较浅，术中可能需要借深度操作充分利用内部可用空间，操作难度加大。

（3）左心耳敞口，下缘较短，退鞘时需保持逆时针力调整鞘管轴向减少下缘露肩，保证稳定性。

反思

（1）本病例为一例低位敞口反鸡翅浅左心耳，在发现鞘管轴向不佳时，不勉强操作，应及时重穿房间隔调整鞘管轴向（偏下、偏前穿刺），避免反复回收调整致并发症风险增加；在封堵的过程中，需始终逆时针转动鞘管，尤其在封堵器展开瞬间，需始终保持逆时针张力，使封堵器不会弹出左心耳或掉入下叶导致露肩过多，稳定性不佳。

（2）反鸡翅型左心耳，往往可用深度较浅，也需要采用"借深度"技巧。

（3）术前TEE或CT充分评估，提前制订封堵策略，做到心中有数。

（4）术后保持随访，及时复查，根据患者情况调整用药方案。

专家点评

精彩的反鸡翅封堵病例。但是在幻灯中展示的信息可以更加全面，可以缓慢讲解。对于反鸡翅型左心耳，轴向十分重要，2次穿刺获得了一个很好的轴向，造影清晰，手法精湛但是描述欠佳，可以针对性提升。

（同济大学附属同济医院　陈发东教授）

病例26

大开口大转角鸡翅型左心耳封堵

中南大学湘雅医院　谢启应　赵伊遐

---------------------- 病例资料摘要 ----------------------

病史

患者男性，56岁。因反复心悸10余年入院。患者10余年前开始出现心悸不适，自觉无明显诱因，1周发作4～5次，每次2～3小时；活动后感觉明显，休息可好转；有时伴有胸闷、头晕，无胸痛、晕厥，无咳嗽、咳痰、咯血，无恶心、呕吐，无头痛、黑矇、意识障碍。多次在当地医院就诊，发作时心电图提示心房颤动，间断服用美托洛尔，效果不佳。既往有高血压病史40余年，SBP最高180 mmHg，平时服用缬沙坦，自诉目前血压控制良好。2021年12月曾有蛛网膜下腔出血病史，无冠心病、糖尿病等。

体格检查

心率88次/分，血压132/75 mmHg，血氧饱和度97%。

实验室检查

（1）血常规、尿常规、粪便常规正常，OB阴性。

（2）肝、肾功能，血脂、血糖、同型半胱氨酸、电解质均正常。

（3）甲状腺功能正常。

（4）NT-proBNP正常。

---------------------- 诊断与评估 ----------------------

诊断

心房颤动。

术前评估

1. 手术风险评估　使用卒中风险评分（CHA_2DS_2-VASc评分）量表（表26-1）和出血风险评分（HAS-BLED评分）量表（表26-2）进行术前评估。

表 26-1　卒中风险评分

CHA$_2$DS$_2$-VASc	评分
慢性心力衰竭/左心室功能不全（C）	0
高血压（H）	1
年龄≥75岁（A）	0
糖尿病（D）	0
卒中/TIA/血栓栓塞病史（S）	0
血管性疾病（V）	0
年龄65～74岁（A）	0
女性（Sc）	0
合计	1

表 26-2　出血风险评分

HAS-BLED	评分
高血压（H）	1
肝、肾功能不全（A）	0
卒中（S）	0
出血（B）	1
异常INR值（L）	0
年龄＞65岁（E）	0
药物或饮酒（D）	0
合计	2

2. 术前影像检查

（1）经食管超声心动图检查：左心房及左心耳内清晰，未见明显的异常回声附着。房间隔回声连续，未见明显回声附着。

（2）经胸超声心动图：左心房、右心房、右心室，左心室大小正常。升主动脉增宽，肺动脉内径正常。主动脉瓣是三叶，瓣上可见强回声光斑，启闭尚可。二尖瓣开放可，关闭欠佳。余瓣膜形态、回声及启闭可。房、室间隔回声连续。室间隔及左心室后壁厚度正常，逆向运动，运动幅度稍减低。心包腔内见流性暗区。LA 57 mm，LVDd 49 mm，EF 50%。

治疗方案

该患者卒中风险1分（表26-1），出血风险2分（表26-2），有自发蛛网膜下腔出血史。拒绝长期服用抗凝药物。与患者及家属沟通后共同决定治疗方案：拟行房颤射频消融＋左心耳封堵一站式手术。

手术过程

术中左心耳造影

肝位及头位造影可见左心耳呈鸡翅型（图26-1，图26-2），开口较大约29 mm，可用深度约28 mm，上下缘不对称，上缘有一囊袋，下缘短且转角大。

封堵策略分析

如若封堵内口则可用深度浅且放弃了上缘囊袋，故只可选择封堵外口，但如何充分利用左心耳内部空间深度及调整上缘贴合与下缘露肩的关系是本次封堵成功的关键。选择33 mm WATCHMAN封堵器，预计封堵策略为退鞘展开封堵器时保持较大逆时针力，上缘贴合至囊袋内，下缘少量露肩。

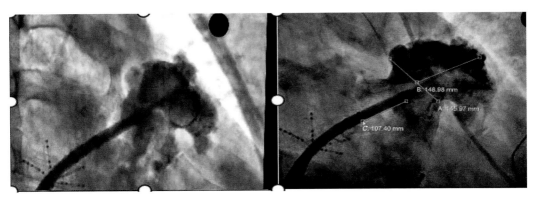

图26-1　术中肝位（RAO 30°+CAU 20°）左心耳造影及测量

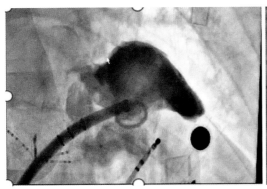

图26-2　术中头位（RAO 30°+CRA 20°）
左心耳造影及测量

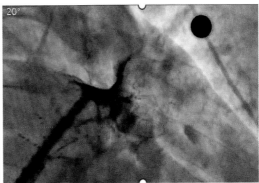

图26-3　第一次展开后造影

封堵器第一次展开

第一次展开可见封堵器位置靠外，上缘未完全贴合囊袋内，有少许残余分流，下缘露肩量较多（图26-3）。

封堵器第二次展开

全回收后二次展开，体外预借深度2 mm，退鞘展开时二次借深度完全利用内部可用深度，继续保持逆时针力，尽量减少下缘露肩。造影后可见，相比第一次展开，封堵器展开形态良好，上缘贴合更好，无明显残余分流，下缘露肩明显减少，内部空间可用深度极限（图26-4）。

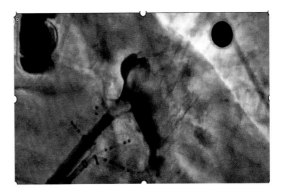

图26-4　第二次展开后造影

PASS原则评估

TEE下四个角度封堵器位置可，上缘贴合囊袋内，下缘稍有露肩，135°露肩量8 mm，90°露肩量5 mm，0°及45°未见露肩，未见明显残余分流（图26-5），TEE下评估压缩比在15% ～ 21%之间（图26-6）。多次牵拉试验稳定。

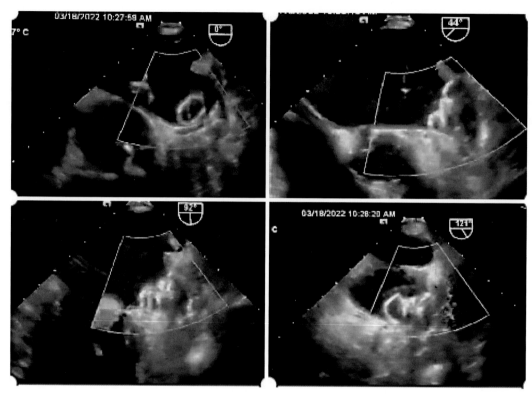

图26-5　TEE下评估封堵效果

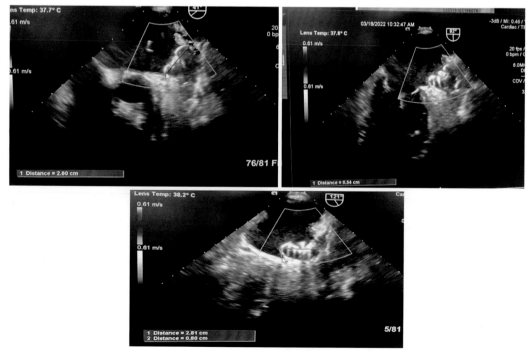

图26-6　TEE下测量压缩比

释放封堵器

符合PASS原则，予以释放（图26-7）。

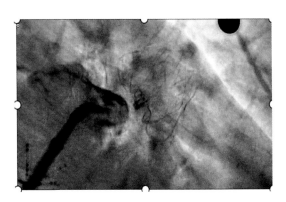

图26-7　封堵器释放

术后情况

术后用药

予利伐沙班，用药1个月后复查TEE调整抗凝方案。

随访

1个月后患者心悸症状缓解，无头晕、黑矇等不适。TEE确认封堵成功，无残余分流，改双抗血小板治疗，患者无特殊不适。

小　　结

本病例相较于常规鸡翅型左心耳来说，左心耳大开口，上缘有囊袋，下缘短且大转角，内部可用深度不足，封堵难度大。展开时如借深度不足或逆时针力未保持，极容易出现第一次放置时过于靠外，封堵器掉出左心耳的情况。针对这种左心耳，在评估PASS原则时必须更加谨慎，建议常规使用TEE进行评估，以确定PASS原则数据评估准确。术后予以利伐沙班1个月治疗后改双抗治疗，是不能耐受长期抗凝患者的新选择。

专家点评

患者多种病症叠加，为患者行左心耳封堵术，考虑周到，手术顺利。术中发现左心耳折角情况，可考虑向前穿刺以期获得更好的封堵轴向。

（同济大学附属东方医院　杨兵教授）

病例 27

大开口菜花型左心耳封堵

株洲市人民医院　曾维理　凌　娟

病例资料摘要

病史

患者男性，62岁。因反复胸闷气促2月余入院。2个月前因心力衰竭入院，心电图提示心房颤动，房颤病史时间不详。冠脉造影前降支严重狭窄病变，植入冠脉支架1枚，术后阿司匹林+氯吡格雷+利伐沙班三联抗血小板抗凝治疗1个月，目前氯吡格雷+利伐沙班治疗。既往有高血压病史10余年，服药治疗；2020年脑梗死，神经内科脑血管CTA未见严重狭窄病变。

辅助检查

血常规，血生化，尿、粪便常规，腹部B超均未见明显异常。

诊断与评估

诊断

持续性房颤；冠心病，支架植入术后；高血压2级（很高危）。

术前评估

1. 手术风险评估　使用卒中风险评分（CHA_2DS_2-VASc评分）量表（表27-1）和出血风险评分（HAS-BLED评分）量表（表27-2）进行术前评估。

2. 术前影像检查

（1）TEE 0°、45°、90°、135°下均可见左心耳内自发显影，最大开口29 mm，深度25 mm（图27-1）。

（2）经胸超声心动图：左心室壁运动不协调；二尖瓣、三尖瓣中度反流；卵圆孔未闭，右心声学造影阳性，右向左分流1～2级。LA 51 mm，LV 56 mm，RA 40 mm×56 mm，RV 34 mm，EF 50%。

表 27-1 卒中风险评分

CHA₂DS₂-VASc	评分
慢性心力衰竭/左心室功能不全（C）	1
高血压（H）	1
年龄≥75岁（A）	0
糖尿病（D）	0
卒中/TIA/血栓栓塞病史（S）	2
血管性疾病（V）	1
年龄 65～74 岁（A）	0
女性（Sc）	0
合计	5

表 27-2 出血风险评分

HAS-BLED	评分
高血压（H）	1
肝、肾功能不全（A）	0
卒中（S）	1
出血（B）	0
异常 INR 值（L）	0
年龄＞65岁（E）	0
药物或饮酒（D）	1
合计	3

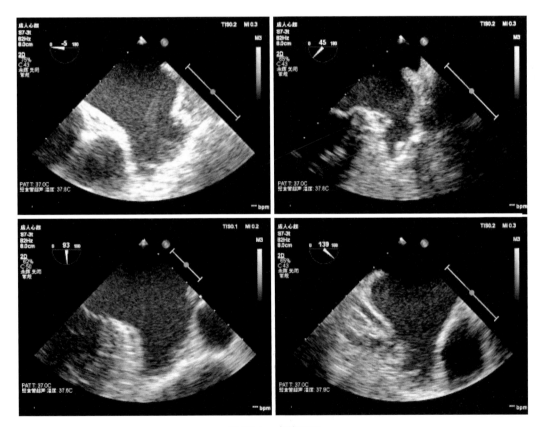

图 27-1　术前 TEE

治疗方案

　　患者为老年男性，持续性房颤、高血压、脑梗死病史，近期冠脉支架植入治疗，抗血小板+抗凝治疗，CHA$_2$DS$_2$-VASc评分5分（表27-1），HAS-BLED评分3分（表27-2），为预防卒中及出血风险，行全麻下左心耳封堵术治疗。

手术过程

术中左心耳造影

肝位及右肩位造影（图27-2，图27-3）可见，大开口菜花型左心耳，类圆口，外口约32 mm，内口约29 mm可用深度约23 mm。

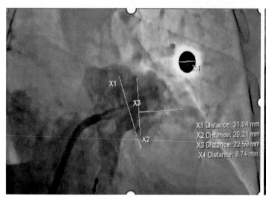

图27-2　术中肝位（RAO 30°+CAU 20°）
左心耳造影及测量

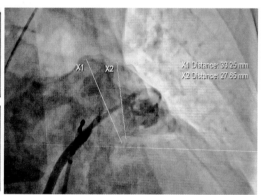

图27-3　术中右肩位（RAO 30°+CRA 20°）
左心耳造影及测量

封堵策略分析

患者左心耳外口较大，选择使用33 mm WATCHMAN封堵器封堵内口进鞘时可边冒烟边进，充分利用左心耳内可用深度，退鞘展开时可进行二次、三次借深度操作防止放置过于靠外，封堵器掉出左心耳。

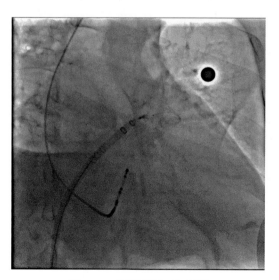

图27-4　封堵器第一次展开

封堵器第一次展开

肝位下第一次展开（图27-4），可见封堵器远端在下叶内，未完全展开，上缘未贴合左心耳壁，下缘露肩，展开结果不满意，予以全回收。

封堵器第二次展开

全回收后再次放置，体外预借2 mm深度，进鞘前冒烟观察鞘管位置，进入中叶，保留远端安全距离，缓慢退鞘时保持逆时针力，即将展开时稳住鞘管，防止封堵器外弹。

第二次展开后造影可见，上下缘均贴合，行牵拉试验后再次造影未见封堵器有明显位移（图27-5），TEE下评估PASS原则。

PASS原则评估

TEE下可见封堵器位于左心耳内口口部（图27-6），上下缘均贴合良好，未见明显露肩，4个角度压缩比为13% ～ 19.6%，均未见明显残余分流（图27-7）。

经TEE及DSA下造影评估，封堵器位置合适，上下缘贴合良好，无明显露肩；压缩比合适，各角度无明显残余分流，多次牵拉试验稳定，满足PASS原则。

释放封堵器

符合PASS原则，予以释放（图27-8）。

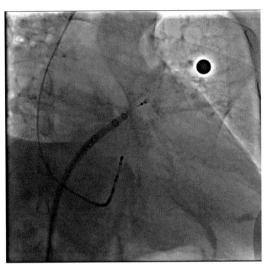

图27-5 封堵器第二次展开

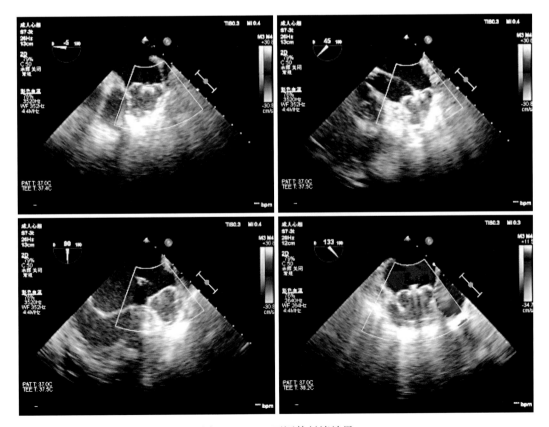

图27-6 TEE下评估封堵效果

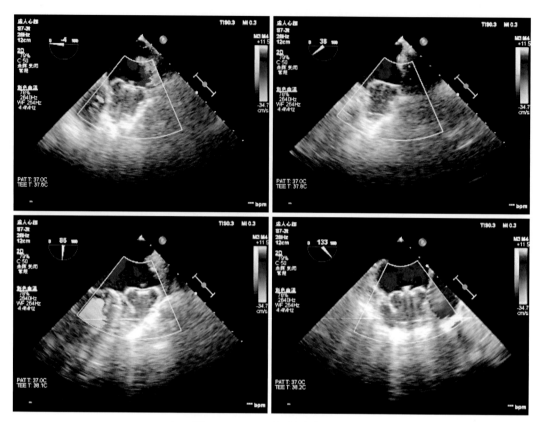

图27-7　TEE下评估残余分流

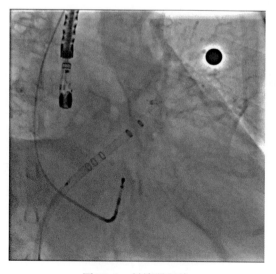

图27-8　封堵器释放

术后情况

术后用药

予利伐沙班 20 mg，每日 1 次；氯吡格雷 75 mg，每日 1 次；阿托伐他汀 20 mg，每晚 1 次；沙库巴曲缬沙坦 100 mg，每日 2 次；比索洛尔 5 mg，每日 1 次。

随访

出院后 1 个月门诊随访，无不适症状，心电图示心房颤动，血常规、凝血常规、肝肾功能、电解质均正常。指导术后 3 个月复查食管超声。

小　结

（1）当左心耳外口开口过大，上缘无明显囊袋，且左心耳壁光滑，可适当改变封堵策略，选择内口进行封堵。

（2）口部较大，深度较浅左心耳，需仔细观察左心耳内部结构，充分利用可用深度，选择合适位置进鞘，同时可边冒烟边进，确保安全。

（3）开口较大时，退鞘展开时需缓慢进行，等待封堵器自膨贴合上下缘，保持逆时针力，减少下缘露肩。

专家点评

该病例非常精彩，亮点有三。① 患者选择，分析患者病史到位、规范。综合病情、病史以及经济情况，为患者作出最佳选择。② 术前 CT 重建，TEE 充分评估并预估手术难度，准备充分。③ 术中根据实际情况合理调整，不一味追求封堵解剖口，由于外口壁光滑，选择封堵内口，手术即刻封堵效果良好。但同时也应考虑到患者卵圆孔未闭，是否行 PFO+LAAC 一站式带来更多的临床获益？另外手术过程中的思维转换可以在幻灯片中做一个更好的体现。以及综合患者情况，术后的抗栓方案是否会略为过量？

（上海交通大学医学院附属瑞金医院　丁风华教授）

术中造影和术前超声测量差距为何如此之大，原因在何？首次尝试失败，失败原因又在哪里？如果能做一个很好的展示，体现对左心耳封堵的深度思考，或许会是一个很加分的内容。

（华中科技大学同济医学院附属梨园医院　张勇华教授）

病例 28

心动不如行动，行动一定早动

湖南省人民医院　潘宏伟　胡　遵

病例资料摘要

病史

患者男性，81岁。因反复胸闷、心悸6年余，再发1个月入院。既往有高血压病史10年（药物控压），脑梗死10余年，右侧肢体活动障碍。2020年9月因病态窦房结综合征行永久起搏器植入；同年10月LAD及RCA植入药物支架；肾功能不全2年，右肾狭窄＋左肾动脉闭塞1月余；心房颤动病史多年（NOAC药物抗凝）。

实验室检查

（1）Cr 217 μmol/L，eGFR 25 mL/（min·1.73 m^2），pro-BNP 2 910 pg/mL。

（2）血常规、心肌酶、凝血功能正常。

（3）心电图正常（图28-1）。

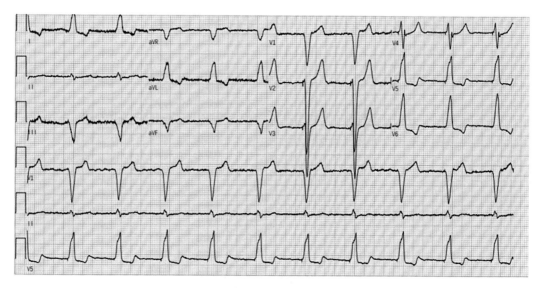

图28-1　心电图

诊断与评估

诊断

冠心病；不稳定型心绞痛；心功能3级；PCI术后；永久性房颤；慢性肾功能不全CKD3期，左肾动脉闭塞，右肾动脉严重狭窄；高血压3级（很高危）；脑梗死后遗症。

术前评估

1. 手术风险评估　使用卒中风险评分（CHA$_2$DS$_2$-VASc评分）量表（表28-1）和出血风险评分（HAS-BLED评分）量表（表28-2）进行术前评估。

<table>
<tr><td colspan="2">表 28-1　卒中风险评分</td><td colspan="2">表 28-2　出血风险评分</td></tr>
<tr><td>CHA$_2$DS$_2$-VASc</td><td>评分</td><td>HAS-BLED</td><td>评分</td></tr>
<tr><td>慢性心力衰竭/左心室功能不全（C）</td><td>0</td><td>高血压（H）</td><td>1</td></tr>
<tr><td>高血压（H）</td><td>1</td><td>肝、肾功能不全（A）</td><td>1</td></tr>
<tr><td>年龄≥75岁（A）</td><td>2</td><td>卒中（S）</td><td>1</td></tr>
<tr><td>糖尿病（D）</td><td>0</td><td>出血（B）</td><td>0</td></tr>
<tr><td>卒中/TIA/血栓栓塞病史（S）</td><td>2</td><td>异常INR值（L）</td><td>0</td></tr>
<tr><td>血管性疾病（V）</td><td>1</td><td>年龄＞65岁（E）</td><td>1</td></tr>
<tr><td>年龄65～74岁（A）</td><td>0</td><td>药物或饮酒（D）</td><td>1</td></tr>
<tr><td>女性（Sc）</td><td>0</td><td>合计</td><td>5</td></tr>
<tr><td>合计</td><td>6</td><td></td><td></td></tr>
</table>

2. 术前影像资料

（1）TEE下可见左心耳无血栓（图28-2），心房可见自发显影（图28-3），血流速度27 cm/s，45°下开口20.54 mm，深度16.4 mm。

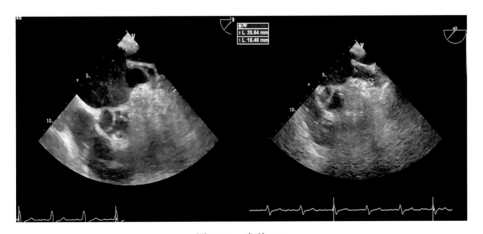

图28-2　术前TEE

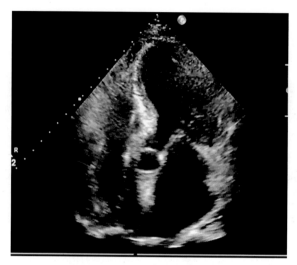

图28-3　术前TTE左心耳无血栓

（2）经胸超声心动图：心包微量积液，瓣膜未见异常；RA 62 mm、LA 48 mm、EF 52%。

治疗方案

该患者卒中风险6分（表28-1），出血风险5分（表28-2），符合左心耳封堵术适应证，建议行经皮左心耳封堵术+肾动脉支架植入术一站式手术；麻醉方式选用局麻，备静脉麻醉；手术方式为ICE指导下优化式。

手术过程

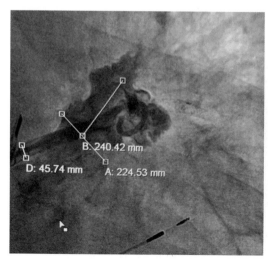

图28-4　肝位左心耳造影及测量

术中左心耳造影

肝位造影测得左心耳外径22.4 mm，深度24 mm（图28-4）。对比TEE下测量的16.4 mm更深，观察至下缘。ICE下左上肺静脉（LSPV）视角观察左心耳，测量外径21 mm（图28-5）。选择WATCHMAN 27 mm封堵器。

封堵器第一次展开

第一次展开后观察封堵器未完全膨胀（图28-6），位置过深，通过反复牵拉，让其充分自膨胀，未果。ICE发现压缩比偏大（图28-7），拟行全回收，重新调整展开。

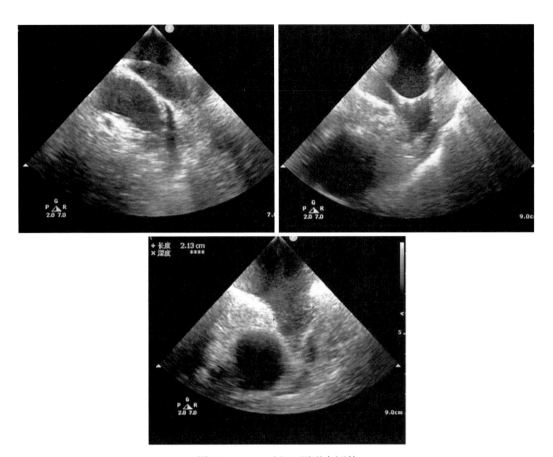

图28-5　ICE下左心耳形态评估

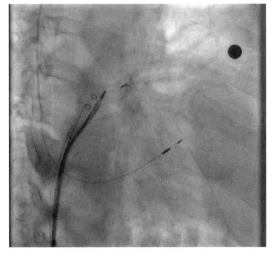

图28-6　封堵器第一次展开后造影

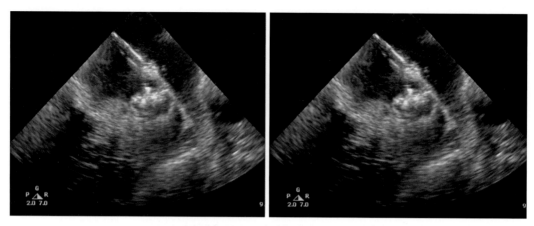

图28-7 ICE（右上肺静脉、左上肺静脉视角）评估封堵器封堵效果

封堵器第二次展开

整体封堵策略不变，整体位置稍靠外保证封堵器位置合适。

PASS原则评估

ICE下行PASS原则评估，多角度下封堵器位置合适，基本与左心耳平口，下缘无明显露肩，右上肺静脉角度下压缩比27%（图28-8），左上肺静脉角度下压缩比33%（图28-9），无明显残余分流（图28-10）。

牵拉稳定，回弹迅速，ICE下封堵器无位移（图28-11）。

释放封堵器

符合PASS原则，释放封堵器。释放后ICE右上肺静脉角度下压缩比21%（图28-12），回旋支及二尖瓣未受压（图28-13），左心房后壁、右心室心尖未见心包积液。

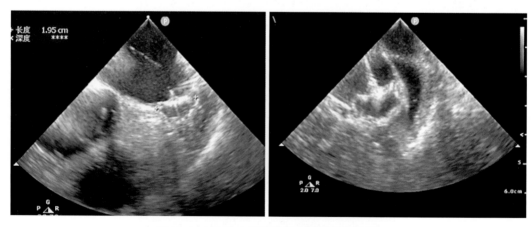

图28-8 ICE右上肺静脉角度评估封堵效果

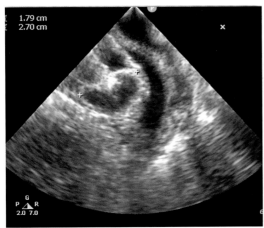

图28-9　ICE左上肺静脉角度评估封堵效果

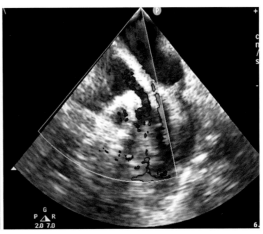

图28-10　ICE下评估残余分流

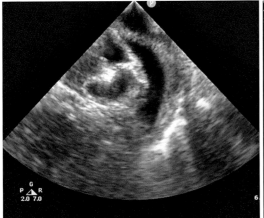

图28-11　ICE下牵拉试验

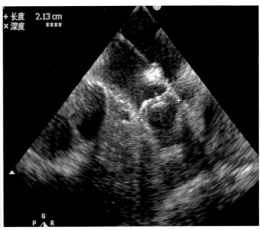

图28-12　ICE右上肺静脉角度评估释放后封堵效果

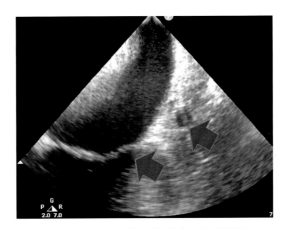

图28-13　ICE评估回旋支和二尖瓣情况

---------------------------------- 术后情况 ----------------------------------

术后用药

术后3个月，阿司匹林+氯吡格雷；术后3～6个月，阿司匹林+氯吡格雷；术后6个月后，阿司匹林或氯吡格雷。

随访

术后1、3个月随访复查TEE。

---------------------------------- 小　　结 ----------------------------------

仔细观察，多方审视；遵循原则，打破常规；勇于创新，敢于尝试；把握时机，主动出击。

---------------------------------- 专家点评 ----------------------------------

对于患者的选择，严重肾功能不全的患者行LAAC，能够给患者的生活质量带来很好的提升，并能对肾脏进行较好的保护。针对肾功能不全患者选用ICE减少术中造影剂的使用，是非常有必要的。但是，不足之处是ICE影像过少，如果能够再补充一些围手术期对患者肾脏保护的内容，可以使整个病例更加饱满。

（华中科技大学同济医学院附属梨园医院　张勇华教授）

病例 29

千佛手型左心耳封堵

山西省心血管病医院　李小明　马　英

---------------------- 病例资料摘要 ----------------------

病史

患者男性，68岁。阵发性房颤；冠状动脉性硬化性心脏病；高血压3级（很高危）；颈动脉斑块形成。5个月前无明显诱因间断出现心前区不适症状，伴心悸，未予重视；测血压时发现心律不齐，就诊于当地医院诊断为"心律失常，心房颤动"。后规律口服利伐沙班、参松养心胶囊治疗，但上述症状仍间断出现。4个月前就诊于当地医院做冠脉造影检查示"狭窄50%"（具体资料未见），后继续口服利伐沙班、盐酸胺碘酮对症治疗，但心前区不适症状仍间断有发作，此次为进一步行房颤消融术入住我院。既往高血压病史多年，最高达180/110 mmHg，平素血压控制差，在160/90 mmHg左右；颈动脉超声提示颈动脉斑块形成。饮酒多年，每日100～150 mL。

---------------------- 诊断与评估 ----------------------

诊断

阵发性房颤，高血压3级（很高危），冠状动脉性硬化性心脏病。

术前评估

1. 手术风险评估　使用卒中风险评分（CHA_2DS_2-VASc评分）量表（表29-1）和出血风险评分（HAS-BLED评分）量表（表29-2）进行术前评估。与患者充分沟通后，拟行房颤冷冻消融+左心耳封堵术。麻醉方式为全麻。术中超声评估选择经食管超声。

2. 术前影像检查　术前TTE检查，左心房内径（LAD）38 mm，左心室舒张期末内径（LVDd）47 mm，左心室射血分数（LVEF）68%。左心房及左心耳内可见云雾状影，未见血栓形成。

<table>
<tr><th colspan="2">表 29-1 卒中风险评分</th></tr>
</table>

CHA$_2$DS$_2$-VASc	评分
慢性心力衰竭/左心功能不全（C）	0
高血压（H）	1
年龄≥75岁（A）	0
糖尿病（D）	0
卒中/TIA/血栓栓塞（S）	0
血管性疾病（V）	1
年龄65～74岁（A）	1
女性（Sc）	0
合计	3

表 29-2　出血风险评分

HAS-BLED	评分
高血压（H）	1
肝、肾功能不全（A）	0
卒中（S）	0
出血（B）	0
异常INR值（L）	0
年龄＞65岁（E）	1
药物或饮酒（D）	1
合计	3

治疗方案

术前CT分析得知（图29-1），患者的左心耳为敞口菜花型，开口朝上，穿刺位点宜偏下、偏前。常规工作体位下左心耳开口显示差（不是最宽开口），利用术前CT分析，调整造影体位至 RAO10°+CAU40°，左心耳开口展开佳，左心耳远端展开更佳。CT测得左心耳最大开口25 mm左右，拟用30 mm的塞式封堵器。

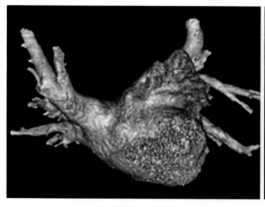
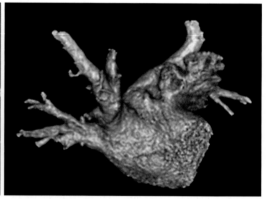

RAO30°+CAU20°　　　　　　　　　　RAO10°+CAU40°

图 29-1　术前CTA分析左心耳形态

手术过程

术中左心耳造影

造影显示左心耳为广口、多分叶、多早分叶、分叶折叠菜花型，内部空间狭小、呈朝上三角形，开口上缘有囊袋。左心耳测量：开口25 mm，深度26 mm。肝位右前斜

（RAO）30°＋足位（CAU）20°下见左心耳开口下缘显示较佳，但左心耳远端展开不清晰。根据术前CT分析，调整造影体位至RAO10°＋CAU40°，再次造影。左心耳开口上下缘清晰，远端展开佳（图29-2）。

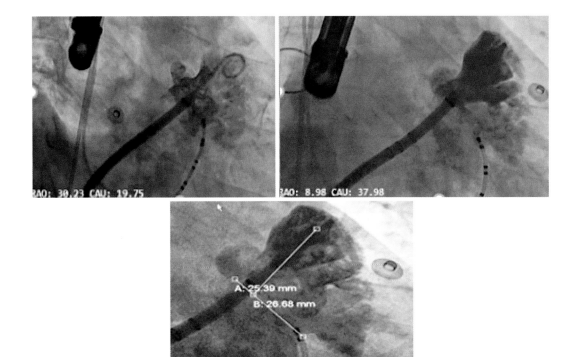

图29-2　左心耳不同体位造影及测量

封堵难点如下：① 患者左心耳为广口菜花型，实则空间异常狭小，多分叶、多早分叶，尤其在左心耳远端中下部，内部空间呈朝上三角形，在展伞过程中早分叶的嵴会压迫封堵器，导致展开不完全，下叶完全封堵难度大。② 空间及深度局限，封堵的主轴向为上叶，需鞘管操作。③ 开口上缘囊袋较大，需全部覆盖。

封堵策略分析

左心耳开口25 mm，深度26 mm，选择30 mm封堵器。逆时针旋转鞘管送至主轴向上叶。缓慢退鞘展开使封堵伞充分顺应复杂的左心耳形态。封堵器展开末期需给予鞘管顺时针力，保证左心耳中下部的完全封堵。

鞘管操作

逆时针旋转WATCHMAN鞘管，走至主轴向上叶（图29-3）。

封堵器展开过程

保持逆时针力轴向缓慢展开，释放中末期加用顺时针力使封堵器向中下叶展开（图29-4）。

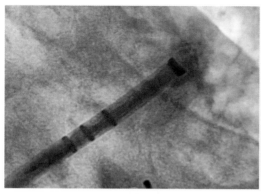

图 29-3 鞘管操作

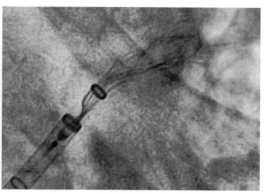

图 29-4 WATCHMAN 封堵器展开

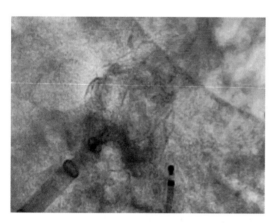

图 29-5 即刻造影观察封堵器位置

PASS 原则评估

1. 评估 P——位置 即刻造影，观察 WATCHMAN 封堵器位置，上缘完全遮住囊袋，下缘完全覆盖多分叶，位置及效果佳（图 29-5）。TEE 下多角度观察，封堵位置佳（图 29-6）。

2. 评估 A——锚定 退鞘至鞘管远端距离伞底面约 2 cm 左右，进行牵拉测试，牵拉稳定，倒钩与梳状肌充分钩挂（图 29-7）。

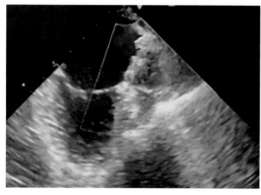

TEE 90°

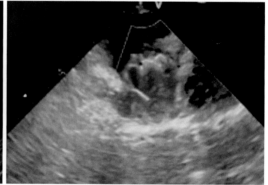

TEE 135°

图 29-6 TEE 下观察封堵器位置

3. 评估 S——尺寸 TEE 下多角度测量压缩比，约 20%，压缩比良好（图 29-8）。

4. 评估 S——封堵 经食管超声各角度下观察均显示无任何残余分流，满足 PASS 原则，完美封堵（图 29-9）。

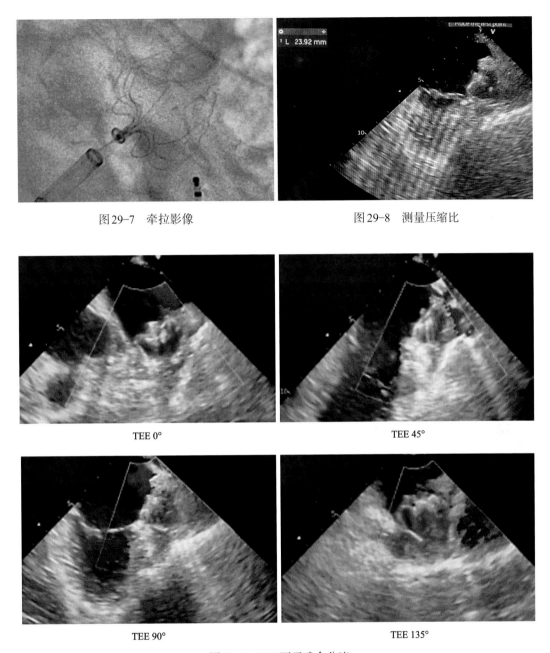

图 29-7　牵拉影像　　　　　　　　图 29-8　测量压缩比

TEE 0°　　　　　　　　　　　　　TEE 45°

TEE 90°　　　　　　　　　　　　　TEE 135°

图 29-9　TEE 下无残余分流

　　满足 PASS 原则，成功释放。术前结合 CT 影像充分分析，制订封堵策略，术中结合 DSA 与 TEE，精准操作，充分评估，一次展开成功，完美封堵（图 29-10）。

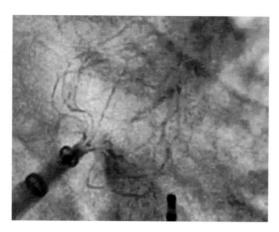

图 29-10　成功封堵

术后情况

术后用药

利伐沙班 20 mg，每日 1 次；匹伐他汀钙 2 mg，每晚 1 次；坎地氢噻 16 mg，每日 1 次。

随访

3 个月后复查左心房 CT，无残余分流，内皮化完全（图 29-11）。

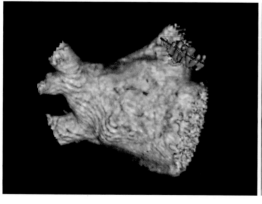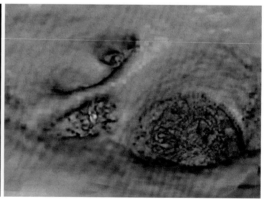

图 29-11　左心房 CT 重建分析

小　结

（1）轴向至关重要，术前 CT 分析有助于预判穿刺位点及封堵策略。根据经验：所有穿刺点都应该靠下，对于朝上生长的左心耳或反鸡翅型左心耳应适当靠中间、靠前穿刺；对于向前或者向下牵拉的左心耳应靠后穿刺。

（2）鞘管轴向控制，对于左心耳内部空间异常狭小、多分叶、多早分叶，尤其是远端中下部梳状肌发达的左心耳，在展伞过程中早分叶的嵴会压迫封堵器，鞘管轴向的控制是关键。

—————————— 专家点评 ——————————

这个病例非常精彩，术前术后资料很完整，对于此类患者而言，评估封堵器释放位置是重中之重。此外，对于多分叶、多早分叶的左心耳，植入新一代左心耳封堵器WATCHMAN FLX™ 或许更加容易。

（内蒙古自治区人民医院　王智勇教授）

左心耳分叶越多，血栓风险越大，病例体现了该术者高超的手术技艺，整体来说该病例处理得比较完美。

（广东省人民医院　方咸宏教授）

病例 30

一波三折的"一站式"

山东第一医科大学第一附属医院　闫素华　王　晔

────────── 病例资料摘要 ──────────

病史

患者男性，59岁。发作性心悸6年余。6年前患者无明显诱因下出现心悸，心电图示心房颤动，此后多次行心电图示心房颤动，未系统治疗。1个月前患者劳累后心悸加重，伴胸痛，于当地医院诊断为急性非ST段抬高型心肌梗死、心房颤动。于2021年7月22日行冠脉造影示左前降支近段狭窄90%，植入支架1枚（具体情况不详），术后双联抗栓（阿司匹林100 mg、波立维75 mg）及冠心病二级预防治疗。2021年7月30日患者因突发肢体麻木，意识不清，大小便失禁，诊断为急性脑梗死；第二天行颅脑CT示脑出血，位于左侧颞顶叶，给予对症治疗，患者病情稳定后转至我院。高血压10年余，血压最高达150/105 mmHg，规律服用缬沙坦，血压控制可；肥厚型心肌病8年，未系统治疗。

体格检查

血压129/88 mmHg，脉搏90次/分，心率100次/分，节律不规则，脉搏短绌，胸骨左缘3、4肋间可闻及4/6级收缩期杂音，双下肢轻度凹陷性水肿。右上肢肌力5-级，右下肢肌力4+级，左侧肢体肌力5级，双侧巴氏征阴性，布氏征阴性。

入院心电图

心电图示，该患者患有心房颤动（图30-1，图30-2）。

────────── 诊断与评估 ──────────

诊断

心律失常，持续性房颤，心功能2级，冠状动脉粥样硬化性心脏病，陈旧性心肌梗死，经皮冠状动脉介入术后，肥厚型梗阻性心肌病，高血压2级（很高危），脑梗死恢复期，脑出血恢复期。

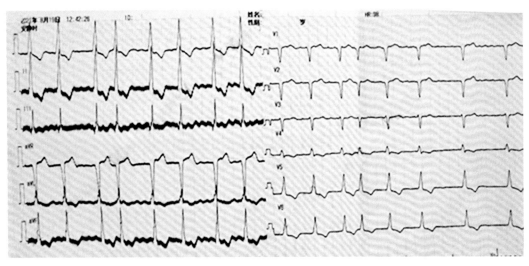

图 30-1 入院心电图

分析结果统计

概述		心率		心率变异	
分析时间（hh:mm）：	23:47	平均心率：	86	SDNN：	193
心搏总数：	127562	最慢心率：	45/16:16	SDNN Index：	150
起搏心搏：	0	最快心率：	191/02:55	rMSSD：	75
室性心搏：	（<1%）20	分钟计最慢心率：	63/21:27	pNN50：	51
室上性心搏：	0	分钟计最快心率：	163/02:55	三角指数：	23
BBB：	0	心动过速心搏（>120 bpm）：（4.6%）5823		HF：	1519.1
异常心搏：	0	心动过缓心搏（<50 bpm）：	0	LF：	767.5
房颤/房扑占时比（%）：100.0%		最长RR间期：	2.39 s/15:37	VLF：	269.6

室性节律		室上性节律		停搏	
单个：	20	单个：	0	停搏大于2.0秒	22
成对0阵共：	0	成对0阵共：	0	最长停搏：	2.39
二联律0阵共：	0	二联律0阵共：	0	**QT**	
三联律0阵共：	0	三联律0阵共：	0	最大QT：	398
连续0阵共：	0	连续0阵共：	0	最大QTc：	436
最长连续室早：		最长的室上速：		平均QT：	345
最快心率连续室早：		最快的室上速：		平均QTc：	386
最慢心率连续室早：		心房颤动/心房扑动时长：	23:46:23		

	ST1（Ⅱ）	ST2（V1）	ST3（V5）
ST改变分钟总数：	0	0	0
最大ST压低：	0	0	0
最大ST抬高：	0	0	0

结 论

1. 心房颤动伴差传伴心室长周期（最长RR间期2.39 s）。
2. 异常Q波。
3. 室内传导延迟。
4. 偶发室性早搏。
5. ST-T显著改变。

图 30-2 动态心电图报告

术前评估

1. 手术风险评估　使用卒中风险评分（CHA₂DS₂-VASc评分）量表（表30-1）和出血风险评分（HAS-BLED评分）量表（表30-2）进行术前评估，拟行射频消融和左心耳封堵术，一站式治疗。

表30-1　卒中风险评分

CHA$_2$DS$_2$-VASc	评分
慢性心力衰竭/左心功能不全（C）	1
高血压（H）	1
年龄≥75岁（A）	0
糖尿病（D）	0
卒中/TIA/血栓栓塞（S）	2
血管性疾病（V）	1
年龄65～74岁（A）	0
女性（Sc）	0
合计	5

表30-2　出血风险评分

HAS-BLED	评分
高血压（H）	1
肝、肾功能不全（A）	0
卒中（S）	1
出血（B）	1
异常INR值（L）	0
年龄>65岁（E）	0
药物或饮酒（D）	1
合计	4

2. 术前影像检查

（1）M型和二维超声特征：左心房扩大，余房、室内径正常。房、室间隔连续完整。室间隔及左心室游离壁不均匀增厚，室间隔厚约20 mm，左心室各壁心尖段厚约14～18 mm，左心室侧壁基底段中间段厚约14 mm，后壁基底段中间段厚约12 mm，前壁厚约15～20 mm，增厚心肌运动僵硬；收缩期二尖瓣前叶及瓣下腱索移向室间隔，呈SAM征阳性；余组瓣膜结构未见明显异常。大动脉内径及关系正常，主动脉弓降部未见明显异常，心包腔未见异常（图30-3）。

（2）频谱和彩色多普勒特征：静息状态，左心室流出道上段流速增快，最大流速约374 cm/s，最大压差56 mmHg，瓦尔萨尔瓦动作后流速未见进一步明显增加。左心室流出道下段流速增快，最大流速约182 cm/s，最大压差13 mmHg。主动脉瓣轻度反流。二尖瓣中度反流，反流束分别偏向左心房侧后壁、房间隔。三尖瓣轻度反流。舒张期二尖瓣口前向血流E/A<1。

（3）左房壁不均匀性增厚，左心室流出道梗阻（请结合病史，考虑很可能为肥厚型梗阻性心肌病，左心房扩大）。主动脉瓣反流（轻度），二尖瓣反流（中度），三尖瓣反流（轻度）。

（4）术前CT：左侧顶枕叶见团片状高密度，范围约1.7 cm×1.9 cm，周围见斑片状低密度影环绕双侧基底节，放射冠及半卵圆中心区见多发斑片状低密度影，脑室系统大小形态未见明显异常，脑沟脑裂未见明显增宽加深，中线结构居中。提示左侧顶枕叶脑出血，CT表现脑内多发缺血梗死灶（图30-4）。

主要测值

左心房前后径	47 mm ↑	左心室舒张期末内径	39 mm	右心室前后径	25 mm
右心房长径	43 mm	右心房横径	41 mm	LVEF	55%
室间隔厚度	20 mm ↑	左心室后壁厚度	12 mm ↑	肺动脉收缩压	24 mmHg
主动脉瓣环径	20 mm	主动脉窦部内径	32 mm	升主动脉内径	32 mm
主肺动脉内径	20 mm	三尖瓣反流速度	229 cm/s	三尖瓣反流压差	21 mmHg

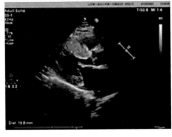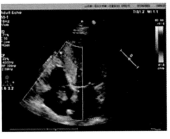

图 30-3　超声检查结果

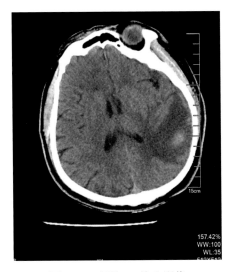

图 30-4　颅脑CT检查影像

治疗方案

　　预行左心耳封堵术，请神经内科会诊，不建议启动抗凝方案，建议1个月后复查颅脑CT。如出血完全吸收且水肿消失，可尝试启动抗凝治疗。

病情变化

患者出院后在当地医院住院继续治疗，2021年9月10日患者散步时突发意识丧失摔倒在地，心电监护显示室颤，家属述当时患者心脏骤停3 min，给予除颤及心肺复苏后患者生命体征稳定，于ICU继续治疗。9月16日患者再次出现室颤给予抢救治疗，患者病情逐渐稳定，行冠脉造影未见支架内再狭窄，复查颅脑CT示出血吸收，转至我院。

拟行射频消融及左心耳封堵手术，进行术前心电图检查（图30-5）。

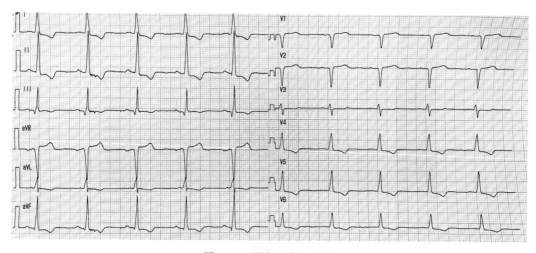

图30-5　再次入院心电图

重新制订手术治疗方案

分阶段治疗方案。

第一步，心脏起搏器植入。预防猝死、起搏功能减少、肥厚性梗阻型心肌病所致流出道梗阻（图30-6）。

术前诊断：室性心动过速　心室颤动　心肺复苏后
术中诊断：同上
手术名称：心脏除颤起搏器植入术
麻醉方法：局麻　　麻醉者：
手术切口类型：I类切口（清洁手术）
手术过程中发现的情况及处理：

手术简要经过
　　患者于今日在局麻下行双腔ICD植入术。常规消毒铺巾，1%利多卡因局部麻醉，先后两次行左锁骨下静脉穿刺，穿刺成功后，在X线透视下沿穿刺针送入导引钢丝至下腔静脉，留置导引钢丝。在左锁骨中点下2 cm处经穿刺点作横切口，长约5 cm，分离皮下组织至胸大肌深浅筋膜之间，制作ICD囊袋并止血。然后经留置的导丝送入9F鞘管，经鞘管送入心室电极导管（双极），再经留置的导丝送入8F鞘管，沿鞘管送入心房电极导管（双极）。在操纵钢丝操纵下送心室电极到达并主动固定至右心室游离壁，测起搏阈值0.8 V，阻抗为710 Ω，10 V无膈肌跳动，R波感知28 mV，透视下确认电极张力适当，让患者咳嗽、深呼吸后确认电极无移位，将电极与皮下组织固定。再在操纵钢丝操纵下送电极达右心耳，位置固定良好，起搏阈值1.5 V，阻抗808 Ω，P波感知6 mV，透视下确认电极张力适当，让患者咳嗽、深呼吸后确认电极无移位，将电极与皮下组织固定。分层缝合、包扎伤口，手术顺利，切口部位加压包扎后送入病房，抗生素预防感染，局部沙袋压迫6 h，注意伤口局部渗血、渗液等。

手术者签名：　　　　　　记录时间：

图30-6　心脏起搏器手术记录

第二步，房颤射频消融＋左心耳封堵术，维持窦性心律，预防再次栓塞。

起搏器植入术后影像学检查示左心房、左心室体积增大，左心室壁厚；左心房、左心耳内对比剂充盈较好，腔内见确切充盈缺损。双侧肺静脉主干未见充盈缺损（图30-7）。CT显示：左心耳开口内径约26.5 mm（图30-8）。

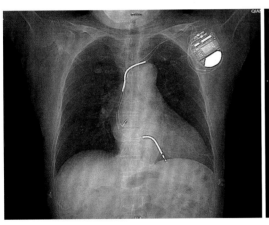

图30-7　胸部平扫CT影像

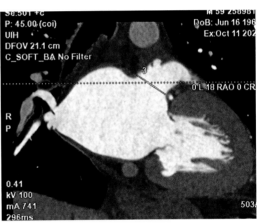

图30-8　CT下左心耳开口测量

手术过程

封堵策略分析

ICE再次排除左心耳血栓，行环肺静脉消融至左右肺静脉电隔离。左心耳开口27 mm，深度27 mm，左心耳内梳状肌发达，早分叶，工作区域较小，开口梳状肌型。调整封堵伞轴向全面覆盖梳状肌（适当的露肩）（图30-9，图30-10）。

PASS原则评估

选用WATCHMAN 33 mm封堵器，利用ICE在右心房内从短轴、长轴进行评估，无残余分流，露肩4 mm以内，压缩比18%，符合PASS原则。释放后再次超声示同轴性良好，无残余分流，封堵效果理想（图30-11）。

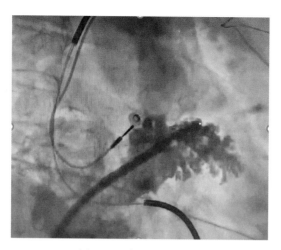

图30-9　术中DSA造影

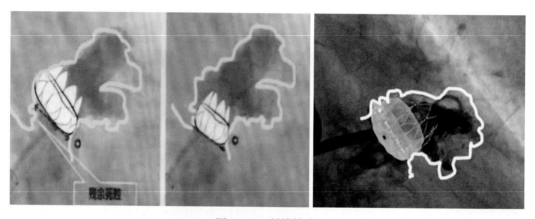

图30-10　封堵策略

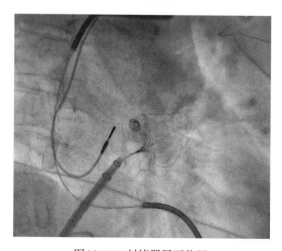

图30-11　封堵器展开位置

术后情况

术后用药

利伐沙班10 mg，每日1次；氯吡格雷75 mg，每日1次；阿托伐他汀钙20 mg，每晚1次；雷贝拉唑钠肠溶片10 mg，每日2次，服用1个月。

胺碘酮0.2g，每天3次，服用1个月；后每天2次，服用1个月；后每天1次，服用1个月。

随访

心脏结构成像及CT（平扫、增强）示导管消融+左心耳封堵术后，局部呈术后状；左心房及左心室显示可，未见充盈缺损；左心房及左心室体积增大，左心室壁增厚；所见双肺静脉走行较自然，边缘光滑，管腔未见狭窄及充盈缺损（图30-12）。

影像学提示左心房及左心室体积增大，左心室壁增厚，请结合临床导管消融+左心耳封堵术后CT表现，内皮化完全（图30-13）。

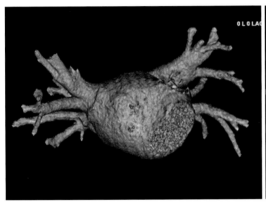
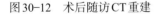

图30-12　术后随访CT重建

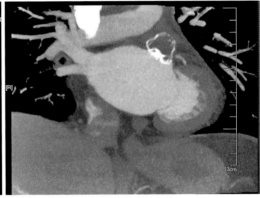

图30-13　术后随访CT影像

术后随访用药变更

先是利伐沙班10 mg和氯吡格雷75 mg，然后改为阿司匹林100 mg和氯吡格雷75 mg，最后改为阿司匹林100 mg或氯吡格雷75 mg。

小　结

（1）对于复杂心律失常患者，治疗策略的制订需要综合评估，抓住主要矛盾，层层递进。左心耳封堵过程中需重点关注左心耳类型，开口形态、直径、左心耳颈部大小长度，工作区长度，输送鞘与左心耳同轴性；任一环节都有可能影响左心耳封堵的效果。

（2）射频消融合并 "一站式" 术后最佳抗栓方案尚不明确，需根据患者基础疾病、出血风险及卒中风险、联合用药情况等选择最佳抗凝方案。

（3）手术难点

1）患者心功能及耐受差。术前适当利尿，改善心功能；术中利用ST-SF消融导管缩短消融时间，减少冷盐水灌注量；简易术式，缩短手术时间。

2）患者对经食管超声不耐受。术前左心房CTA排除血栓，房间隔穿刺前ICE再次确认。

3）心脏起搏器位于右心房的电极可能脱位。ICE联合X线下房间隔穿刺，术中轻柔操作。

4）双联抗栓，出血风险高。穿刺"一针见血"，轻柔操作，控制消融过程中的压力及消融指数，ICE严密监测心包积液。

专家点评

该病例的一波三折表现在手术治疗的一波三折，特殊点为患者心房颤动，合并脑梗死、冠心病，以及出血等危险因素，主要危险因素为梗阻性肥厚型心肌病，重点关注一站式术后是否能停止抗凝。

（吉林大学第一医院　李树岩教授）

封堵过程中以上叶为基点，下叶接受部分露肩，术中对于鞘管的把控非常到位。封堵器没有掉进下叶，完全展开后下缘露肩可接受；封堵效果非常好，在选用33 mm封堵器放置在早分叶型左心耳的情况下，露肩只有4 mm；同时综合管理患者的手术策略也很完善。

（中国人民解放军北部战区总医院　王祖禄教授）